思春期のこころと身体Q&A ⑤

発達障害
――精神科医が語る病とともに生きる法――

十一 元三　監修
崎濱 盛三　著

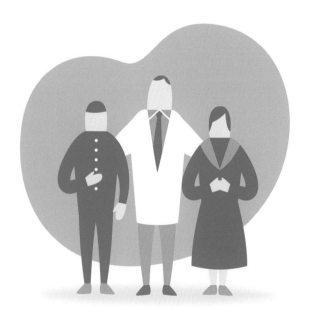

ミネルヴァ書房

発達障害──精神科医が語る病とともに生きる法　目次

序章　本書の流れについて ……………………………………………… 1

第1章　就学以前──徴候が出たら、まずは小児科？ ……………… 7

症例1　T男くん ……………………………………………………… 8

- **Q1** T男くんは乳児期から他の子どもと違う特徴があったようですが、そのうち自閉スペクトラム症の兆候と言えるものを教えて下さい。
  - 兆候 …………………………………………………………… 15
- **Q2** 4歳頃のT男くんにとってサングラスの使用はどのような効果があったのですか。
  - サングラスの効果 ……………………………………………… 20
- **Q3** T男くんは、家族や家族以外にかかわらず、好きな人、安心出来る人とそうでない人との差が激しいようですが、何か理由はあるのですか。
  - 好きな人 ………………………………………………………… 21
- **Q4** T男くんにはお薬が処方されていますが、それはT男くんが発達障害以外の病気にも罹っているからですか。また、抗不安薬・気分安定薬・抗うつ薬・抗精神病薬は、どんな症状を治すのに用いるのか教えて下さい。
  - 薬の選択 ………………………………………………………… 22
- **Q5** 大好きな春子先生なのに、髪型が変わるとわからなくなるのはなぜですか。
  - 人を見分ける …………………………………………………… 25
- **Q6** 小学校に入ってからT男くんがお父さんに特に強い攻撃性を示したのはなぜですか。また、T男くんはしばしば刃物を持ち出したようですが、T男君の性格は残忍なのでしょうか。
  - 父親への攻撃 …………………………………………………… 26

第2章 小学生——精神科への通院はこの頃？ ... 29

症例2-① A子さん ... 30

Q1 小学1年生の時のA子さんが人の持ち物を隠したのはどういう理由からでしょうか。
　　　繰り返し行動 ... 35

Q2 A子さんの場合、どのようなところが自閉スペクトラム症の特徴を示していますか。
　　　情動的反応 ... 36

Q3 A子さんにみられる子どもっぽい気の散りやすさも自閉スペクトラム症によるものでしょうか。
　　　AD／HDを含む ... 39

Q4 小学3年生になってからA子さんに躁状態がみられるようになったのは何か理由があるのでしょうか。
　　　気分変化 ... 41

Q5 「正しい書き順」を教えられたり、「テストの答」を修正されるといらつくのは、なぜですか。
　　　こだわり ... 43

Q6 「忘れ物」をするA子さんは、それを改めようと努力しています。それでも忘れ物をするのは、なぜですか。
　　　薬の効果は？ ... 44

症例2-② B子さん ... 46

Q1 子どもの頃のB子さんは場面緘黙のようですが、普通の場面緘黙とは違うのですか。
　　　DSM-5 ... 50

Q2 自閉スペクトラム症の特徴は、B子さんの場合、どこに現われていますか。どんな風に出ていますか。
　　　「喋らない」ことを選択 ... 52

コラム　「喋ろう」と思ったら「喋れる」B子さん ... 53

III

Q3 自閉スペクトラム症の場合、どのような目的で薬物療法をするのですか。
　　　薬の塩梅 ………………………………………………………… 55

Q4 「特別支援学級」について教えて下さい。
　　　支援 ……………………………………………………………… 57

Q5 B子さんは薬を飲むことを心の中では嫌がっていたのでしょうか。
　　　服薬中断 ………………………………………………………… 58

Q6 「小声なら話せる」ようになった時、B子さんにはどのような変化が起きていたのですか。
　　　頑張りたい ……………………………………………………… 59

Q7 「精神障害者保健福祉手帳」について教えて下さい。
　　　デメリット ……………………………………………………… 60

Q8 高校を中退し、「手帳」を申請しようとして、母親と別れて父親の所へ行こうとしたB子さんは、何を目指していたのでしょうか。
　　　障害と付き合う ………………………………………………… 62

　　　コラム　自閉スペクトラム症の「スペクトラム」 …………… 63

第3章　中学生──思春期真っ只中 ……………………………… 65

症例3-①　C男くん ……………………………………………… 66

Q1 C男くんの10歳頃から始まった「イライラ」は、どこから来ているのでしょうか。
　　　抽象的な考えが苦手 …………………………………………… 72

Q2 C男くんは他生徒と仲良くしたいにもかかわらず、その言動がトラブルを招き、相手を許せなくなってしまうのはなぜでしょうか。
　　　人と関わりたい ………………………………………………… 73

Q3 自閉スペクトラム症の可能性を考えることがC男くんへの対応を再検討するきっかけになっていますが、自閉スペクトラム症という視点はC男くんの理解にどのように影響したのでしょうか。
　　　　診断の告知 ……………………………………………… 75

Q4 薬で「いらつき」が治まるのはどのような場合ですか。
　　　　抗精神病薬・気分安定薬・抗うつ薬 …………………… 77

Q5 「抗うつ薬」はC男くんの不調に対して効果があったようですが、C男くんはストレスでうつ状態になっていたのでしょうか、それともうつ病に罹っていたのでしょうか。
　　　　うつ病と「いらつき」……………………………………… 79

Q6 「他人のためなら働けるかな」という言葉から、学習や仕事に対するC男くんのどのような首尾一貫した姿勢ないし思いが読み取れますか。
　　　　「自分のためなら」……したくない ……………………… 80

症例3−② D子さん ……………………………………………… 82

Q1 D子さんは小学校の時は「宿題をしない子」、中学校では「だるい」ため不登校になっていますが、これはなまけていると考えてよいのでしょうか。
　　　　なまけ ……………………………………………………… 87

Q2 D子さんに強い睡眠障害はなさそうにみえますが、睡眠薬で心が落ち着いたのはどうしてでしょうか。
　　　　睡眠薬 ……………………………………………………… 89

Q3 D子さんの年齢は、おしゃれに興味を持つと思いますが、一日中パジャマで過ごすというのはD子さんが「面倒くさがり」だからでしょうか。
　　　　パジャマ …………………………………………………… 90

Q4 D子さんが書いたメモを見ると、かなり自分自身のことをわかっているようですが、この文章からD子さんの治療について「良い方向」は見えてきますか。
　　　　新たな治療 ……………………………………… 91

Q5 D子さんの手が震えたり、寒気がしたりする症状は、どこから来るのでしょうか。
　　　　予期不安 ………………………………………… 93

Q6 D子さんは、これまで学校や社会にうまく解け込めなかったことや、調子が悪く、辛かったことも少なくないようですが、D子さんはそういう自分の内面をよく語っていたのでしょうか。
　　　　言葉の表現 ……………………………………… 94

Q7 D子さんは、あまり人に助けを求めていないようにみえますが、不登校になっていた時、どのような支援が必要だったのでしょうか。また、やりたい仕事に就いている現在はもはや支援は必要ないのでしょうか。
　　　　支援の方法 ……………………………………… 95
　　　コラム　養護教諭 ………………………………… 96
　　　コラム　「今どき」の保健室 …………………… 99

第4章　高校生──病気を自覚する ……………… 101

症例4-①　M子さん ……………………………… 102

Q1 M子さんの生育環境にはどのような特徴がみられるでしょうか。
　　　　遺伝 ……………………………………………… 114

Q2 M子さんの場合、父親との感情的交流が乏しかったことが、M子さんの抑うつ症状や対人恐怖に繋がったと考えられるでしょうか。
　　　　父親との関係 …………………………………… 116

Q3 高校時代のM子さんの苦しみについて母親が誤解していたのはどのような点でしょうか。
  教科書的解釈 ･･･ 117

Q4 M子さんの場合、姉が20歳で自殺したことが、なぜ「私も20歳で死ぬ」という発想に繋がるのでしょうか。
  姉というモデル ･･･ 119

Q5 M子さん姉妹の症状からすると、自閉スペクトラム症の人はうつ状態になりやすいのでしょうか。
  うつ状態の原因 ･･･ 120

Q6 M子さんに幼少期からみられた自閉スペクトラム症のサインには、どのようなものがあったでしょうか。
  対人関係への無関心 ･･･ 121

Q7 M子さんの怒りの対象が母親なのはなぜですか。なぜ、突然、怒り出すのでしょうか。
  一番身近な人 ･･･ 122

Q8 自閉スペクトラム症の人はどういう場合に"爆発"し、どんな行動をするのでしょうか。
  論理的矛盾 ･･･ 123

Q9 被害念慮や幻聴は統合失調症の症状と思っていましたが、M子さんは統合失調症を発病したのでしょうか。
  被害念慮、幻聴 ･･･ 124

Q10 M子さんは一日の大半を寝て過ごす時期がありましたが、いわゆる"引きこもり"と考えられますか。
  外出恐怖 ･･･ 125

Q11 「外との繋がり」を遮断したいM子さんの"恐怖"とは。
  恐怖 ･･･ 126

Q12 M子さんは「生活感」のあるものを絶とうと自室に火を付けますが、この時M子さんは錯乱のような興奮状態だったのでしょうか。
   日常との決別 ……………………………………… 127

症例4-② N男くん ……………………………… 128

Q1 N男くんの喋り始めの遅さや5歳までの夜尿症と、後に発症する病気とは、何か関連がありますか。この時点で親が注意しなければならなかったことはありますか。
   親子の関係 ………………………………………… 133

Q2 N男くんは大変積極的な性格にみえます。と同時に精神的もろさも感じます。この積極的な部分ともろさは、N男くんが後に診断される病気と関連があるのでしょうか。
   もう一つの病 ……………………………………… 134

Q3 野球部に入って、練習は休むのに試合には出るというN男くんの思考過程はどこから来るのでしょうか。
   目的と過程の解離 ………………………………… 135

Q4 不登校になったこと（中学2年生）と"こだわり（強迫）"が強くなったことは、何か関係があるのでしょうか。
   強迫傾向 …………………………………………… 136

Q5 中学3年生頃に"幻聴"が始まっていますが、この幻聴はそれ以前に受けたSNSでの「書き込み」（いじめ）の件と何か関わりがあるのでしょうか。
   幻聴 ………………………………………………… 137

Q6 N男くんの「誰かと入れ替わった感じがする」という症状は、いわゆる「多重人格」なのでしょうか。
   「誰か」とは誰？ …………………………………… 138

- **Q7** N男くんのように自閉スペクトラム症と統合失調症を両方発症することは珍しいのでしょうか。
  - 二つの病 139
- **Q8** N男くんの「多重人格のような症状」は治るのでしょうか。
  - 病の消失 140
- **Q9** N男くんはまだ症状が完全には消えていないようですが、通院先を変えても大丈夫でしょうか。
  - 見極め 141
- コラム 「DSM」 142

第5章 大学生──病気に苦しむ 147

症例5 K子さん 148

- **Q1** K子さんの「記憶がなくなる」のは、解離症状なのでしょうか。
  - 自分がいない 153
- **Q2** 英単語は覚えられるのに、その日授業があるのを忘れる、バイトで「払い込み手続き」は覚えられるのに、どこまでレジ打ちしたか忘れる、などの奇妙な記憶症状はなぜ起こるのですか。
  - 解離症 156
- **Q3** K子さんに突然、別人格の"彼"が出現しますが、K子さんは多重人格なのですか。
  - 憑依体験 157
- **Q4** K子さんは自分の中に"彼"という別の人格があることにはっきり気付いているのですか。
  - "彼"のこと 158

Q5 K子さんは普段のK子さんの時より"彼"になっている時の方がしっかりしているようですが、この「二人」はどのような関係にあるのでしょうか。
　　　　二人の関係 ……………………………………………… 159

Q6 大学卒業後、K子さんに自閉スペクトラム症の問題が出て来るというのは、K子さんのどのような状態から推測されるのですか。
　　　　精神疾患の併存 ……………………………………… 160

Q7 K子さんの解離性障害と自閉スペクトラム症（ASD）はどのような関係にあるのでしょうか。
　　　　苦しむこと …………………………………………… 161

　　コラム　性的虐待と解離症状 …………………………… 163

第6章　発達障害とは──それは病なのか、性格なのか … 165

事例1-①　Hさんのこと──20歳の不幸 ……………… 166

Q1 もしHさんが早くから発達障害の専門機関で診断と支援を受けていたら、Hさんの生活はどのように変わっていたでしょうか。
　　　　診断と支援 …………………………………………… 179

Q2 Hさんの持つ発達障害は、児童期から思春期にかけてHさんにどのような困難をもたらしたと考えられるでしょうか。
　　　　児童期から思春期へ ………………………………… 181

Q3 Hさんの生い立ちと生育環境は、どのような形で事件の背景をなしているでしょうか。
　　　　親子関係の秘密 ……………………………………… 182

Q4 いくつかの「行き違い」「すれ違い」「タイミングの悪さ」がこのHさんの事件の「引き金」になっているようですが、そういう偶然がなければ事件は起こらなかったでしょうか。
　　　　行き違い・すれ違い 183

Q5 学童期のHさんに対して学校が実施出来た支援や取り組みには、どのようなものがあるでしょうか。
　　　　特別支援教育 184

Q6 事件当時、Hさんはすでに成人ですが、Hさんの不幸な生育史やHさんの持つ障害を踏まえると、Hさん自身にどこまで責任があると考えればよいでしょうか。
　　　　あなたが裁判員に選ばれたら 185

事例1−②　Iさんのこと——幼い女の子への執着 187

Q1 うつ病にはいくつかのタイプがあると聞きますが、Iさんのうつ病は何らかの心理的ストレスによるものでしょうか。
　　　　うつ病のタイプ 193

Q2 Iさんの「死にたい」はうつ病の症状と捉えていいですか。
　　　　「苦痛」からの逃走 195

Q3 Iさんは家族に恵まれているようですが、彼の「生きること」への不満はどこから生じているのでしょうか。
　　　　耐え難い生 196

Q4 Iさんは事件を起こす前に包丁と軍手を購入しますが、この時点で、本気で「幼女殺害」をするつもりだったのでしょうか。
　　　　本気の行為 196

Q5 Ｉさんの望み「小さい女の子を刺し殺して、死刑になりたい」は、実現しませんでした。どうして幼女に代わって30代の女性を刺したのですか。幼女への執着より、「刺すこと」が先に来てしまったのでしょうか。
　　　　死刑になること ……………………………………… 197

Q6 Ｉさんは幼児期から発達上の問題を示していますが、そこに青年期に露わになる不安定さの萌芽をみることは出来るのでしょうか。
　　　　予兆なし ……………………………………………… 198

Q7 目をパチパチ、踵でコンコン、顔を奇妙に曲げるのはチック症でしょうか。
　　　　チック症 ……………………………………………… 199

Q8 「佐賀バスジャック事件」の"幼女"とは、Ｉさんにとってどういう存在だったのでしょうか。
　　　　幼女 …………………………………………………… 200

Q9 「佐賀バスジャック事件」と並んで「附属池田小児童殺傷事件」がＩさんのこころを捉えたのは、これらの事件のどういうところだったのでしょうか。
　　　　純粋無垢 ……………………………………………… 200

Q10 生育史上の特徴や起こした事件にみられる特殊な動機や経過から、Ｉさんにはうつ病の他、自閉スペクトラム症の特徴があると考えてよいでしょうか。また、事件には両者の影響があったのでしょうか。
　　　　二つのこだわり ……………………………………… 201

　　　コラム　少年法の背景の少年観 ……………………………… 203

終章　児童精神科医と呼ばれて ……………………… 205

主要参考文献　208

索　引　211

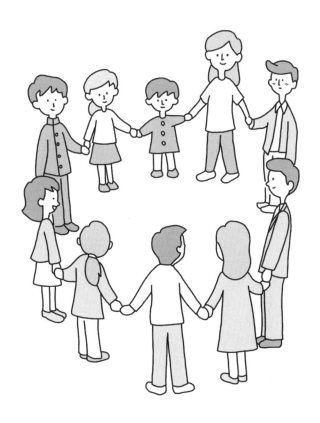

本文レイアウト・作画　木野厚志（AND'K）
企画・編集　エディシオン・アルシーヴ

序章

本書の流れについて

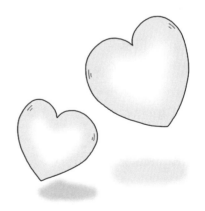

「発達障害」がテレビで扱われるようになって、それで「自分もそうでないか、家族もそうでないか」と思われ、それが受診のきっかけになることもあります。
　それはそれで結構なことなのですが、当の患者さんからは不満の声が聞かれることも少なくありません。たいていのテレビ番組は、「得意なところを生かして、障害に負けずに頑張っています」というような作りになっています。患者さんにすれば、自分たちの「生き難さ」を全然わかっていないと思うのも理解出来ます。ある患者さんは、「腕のない人や目が見えない人なんかは、外から見てもわかるし、大変だろうなあと、わかってもらえる。でも僕らは外から見てもわからないので、理解してもらえない。僕らも腕のない人や目が見えない人と同じぐらい大変なんだけど」と話していました。

　発達障害の場合、調子が悪くなると本が読めなくなるという患者さんがいます。理由は様々で、調子が悪いと意味が全くとれなくなってしまう人、文字が踊り出す人、数行先に勝手に視線が動いてしまう人、本が真っ白になってしまう人などです。そのことは外から見ていても全くわかりません。
　何か行動を起こすと、トラブルで、自分は悪くないのにいつの間にか自分のせいになっていたり、ということもあります。常に死にたいと思っている人もいます。結構生きていくのが大変なのですが、時には支援者の人にさえわかってもらえない辛さもあります。

　本書では、発達障害を持つ人が一所懸命に生きていく姿が伝わればという思いで、症例・事例を少し長めに書いています。これは年齢とともに成長する姿が見られるという利点があると思います。たとえば、

発達障害を持つ子どもに関わった小学校の先生は「この子は中学校でやっていけるのかが心配です」、中学校の先生は「高校でやっていけるのかが心配になります」、高校の先生は「この子は社会でうまくやっていけるのだろうかと考えてしまいます」と、子どもの成長過程の各段階で先生たちは心配します。この心配を和らげることが出来るのではないかと思います。

発達障害の支援に関わっている人も、年齢とともに変わっていく様子を知る機会はあまりないのではないでしょうか。

この「思春期のこころと身体Q&A」のシリーズの特徴は、言うまでもなくQ&Aの形式でわかりやすく発達障害を伝えることです。そのためには上手く「問」を立てることが重要なことですが、この重要な作業を編集の西川照子氏と監修の十一元三先生が引き受けてくださいました。まず西川氏が症例・事例から非専門家の立場で「問」を立てて、それを十一先生が発達障害の本質的なところが明るみに出るような「問」に仕立てるといった具合で進められました。そしてその「問」に筆者が答えていくというダイナミックな形で仕上がりました。

症例・事例については、一部を除き、出来るだけ精神医学的な表現は避けて、その人について物語ることを心掛けました。発達障害は生来的な問題ですので、生まれた時から物語は始まっていますが、第1章から第5章までは、初診時の年齢別で分けて叙述しました。

第1章は、初診時が就学前の5歳の男の子です。幼稚園の時から親に暴力を振るっていました。幼稚園児の暴力といっても侮ってはいけません。けっこう痛いし、本気で首も絞めにかかります。早い時期か

ら両親からも祖父母からも、薬でなんとかして欲しいという希望があったぐらいです。
　その経過を中学に入った頃まで追いかけていますが、乳幼児期の自閉スペクトラム症の様子について示すために、就学以前に少し重点をおいて記述しています。Q&Aでも乳幼児期における自閉スペクトラム症の一般的な特徴について述べてあります。また、自閉スペクトラム症を持つ子どもの薬物療法にも言及しています。

　第2章は、初診時が小学生の2人の児童の話です。1人目は「注意欠如・多動症」を伴う「自閉スペクトラム症」の女の子です。それぞれの症状がどういうところに現われているのかを知ることが治療の上では大切です。そのあたりをQ&Aでも詳しく扱っています。
　2人目は「緘黙」の女の子です。自閉スペクトラム症の臨床ではよく出会う問題です。緘黙という同じ臨床像でも、事情は人様々です。それを考えるヒントになればと思っています。また、障害理解の難しさをあらためて考えさせられたこともあり、この症例を取り上げました。

　第3章は、初診時が中学生の2人です。1人目は、とにかく勉強を嫌がる男の子です。頭がいい子なので大学まで進学してしまいますが、とにかくやる気がないのです。うつ病の要素もあったのですが、それだけでは説明しがたいものがありました。初診からおおよそ8年経って、この子のことがやっと少しは理解出来たかなという症例です。
　2人目も初診時はやる気がなかった女の子です。不登校の時は、一日中パジャマを着替えずに家の中で過ごすような子でした。成人してしっかりした女性に成長しましたが、これも不登校時代、中学の先生

の努力があってのことと思います。

　第4章は、初診時が高校生の2人です。1人目は、自閉スペクトラム症を持った姉がいた女の子の話です。その姉は20歳の時に自殺したので、自分も20歳までに死ぬという意識を持ち続けていました。それでも自閉スペクトラム症を持ちながら、その危機を何とか乗り超えていきました。
　2人目は、自閉スペクトラム症に「統合失調症」を併存した男の子の話です。自閉スペクトラム症でも一時的に幻覚妄想を呈することがあって、統合失調症と間違われることがあります。自閉スペクトラム症と統合失調症の併存をみることは少ないかも知れませんが、自閉スペクトラム症と統合失調症を区別して診断することは大切なことです。この症例では、2つの疾患の特徴がわかりやすく表われているかと思います。

　第5章は、初診時が大学生の一例です。自閉スペクトラム症の診療では「解離性障害」と出会うことがわりあい多いので、解離性障害が併存する事例を取り上げました。また大学生の年齢になると、様々な精神疾患の輪郭がはっきりした形で現われてきます。そのためこの症例は、他の症例よりも精神医学用語が多くなり、少し読みづらいかも知れません。

　第6章を「事例」としたのは、他の章と異なり、私が鑑定医をした事件についての記述だからです。
　自閉スペクトラム症が犯罪と親和性がないことは言うまでもありませんが、それでは、なぜ事件が起こったのかという「問」に答えるた

めに、自閉スペクトラム症の特性を考える必要があります。そしてその過程で、自閉スペクトラム症を持つ人の苦悩が見えてきます。

　1例目は殺人事件で、責任能力が問われました。自閉スペクトラム症では、責任能力の「事理弁識能力」「衝動の制御能力」をどう考えるかも大きな問題ですが、ここでは自閉スペクトラム症を持って生きる苦悩に焦点をあてています。

　2例目は、不幸中の幸いで被害者の方は亡くなられなかったので殺人未遂事件となっています。ここでは自閉スペクトラム症の特性にうつ病が与えた影響という観点で事件を見ています。

　本書では、思春期の問題を中心に見てゆきますが、発達障害の問題はまだまだ先まで続きます。成人では、就労の問題が多かったのですが、発達障害の認知度が上がってきたためか、様々な事情で受診される方が多くなりました。

　50歳を過ぎて、自分の特性を知って第二の人生に立ち向かおうという目的で来られる方もいます。次の結婚は上手くいくようにとか、また別の仕事にチャレンジしよう、といった具合です。

　前向きな気持ちに感服しますが、子どもの頃に発達障害を持っているとわかっていれば、もう少し楽に生きることが出来たのではないかとも考えてしまいます。

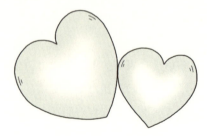

第1章

就学以前

――徴候が出たら、まずは小児科？

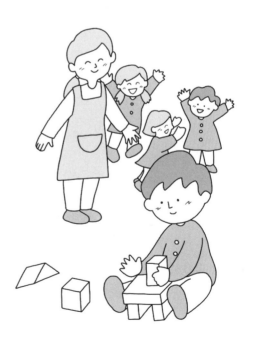

症例1　T男くん

・初診時年齢　5歳
・診断　自閉スペクトラム症

● 足の裏

　T男が両親に連れられて初めて受診したのは5歳の時で、子育て総合支援センター（注1）からの紹介でした。このセンターにお母さんが相談に行ったのは、T男が2か月の時です。お母さんがT男を抱っこしていると、静かに身を寄せているかと思えば急にエビ反りしたり、横抱きは嫌がって絶対にさせなかったりで、お母さんが気になっての相談でした（図1－1）。そこからずっとセンターに関わってもらっていて、いよいよ来年は小学校ということで、幼稚園の年長さんクラスの夏休みに受診しました。

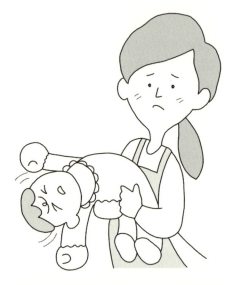

図1－1　T男くんを抱っこするお母さん
　T男くんは、やさしいお母さんが大好き。でも「抱っこ」されるとなぜか「イヤイヤ」をして、エビ反りになってしまう。横抱きは絶対「イヤ」。

　T男は初めての診察室でも物怖じすることなく、名前と年齢を聞くと、「T男です。5歳になります」と、はきはきと答えていました。ただその後は、質問とは関係なく思い付いたことを話していました。

T男は5か月でつかまり立ちをして、ハイハイはすることなく10か月で歩き始めました。言葉は1歳半頃でも、パパ、ママ、ジイジイ、バアバアと、他は少しの単語を喋る程度でした。2歳になってもまだ言葉は繋がらなくて単語しか出なかったのですが、たくさんあるミニカーの名前はよく覚えていました。そのミニカーで遊ぶことは遊ぶのですが、遊びはいつも同じ配列でミニカーを一列に並べることでした。
　じっとしていないで動き回ることが多く、子育てサークルでは団体行動がとれません。すぐに脱走してしまうし、自分が興味のあるものでしか遊べません。まぶしい光は苦手で、嫌がって泣くこともあるのですが、足の裏をくすぐられることが好きで、お母さんは寝かしつける時には足の裏をよくくすぐっていました。

● サングラス
　3歳になってもまだ言葉は一つの単語だけだったのですが、3歳半ば頃に単語が繋がり出して、二語文、三語文が出るようになりました。身体が硬く、不器用さも目立っていたので、3歳半ばからはスイミング教室に通い始めました。最初はコーチの話も聞かないし、順番も守れず、自分が興味のあることしかしませんでした。バタ足も両足が一緒に動いてしまいましたが、長い間かけて別々に動くようになりました。
　3歳9か月からは、センターの就園前訓練に週2回通うようになり、言葉も急速に発達して、友だちと言葉でコミュニケーションを取れるようにもなりました。そして幼稚園は年中さんから通うようになりました。
　4歳の初め頃から、多くの人がいるところでは他人の目が気になるのか、サングラスをかけるようになったのですが、幼稚園の入園まで

には、サングラスなしでも大丈夫になりました。買い物に行くと興味のあるもの目掛けて走り出していたのも、4歳の半ばには落ち着いて来ました。遊びは車から仮面ライダーへとこだわりが移り、家では夕飯そっちのけで仮面ライダーの成りきり遊びを続けていました。園では一人仲のいい友だちが出来て、その子に引っ張ってもらっていたのですが、その子への執着が少し強すぎたようでした。その子に「あいつやっつけて来い」と言われたら、言われたとおりに叩きに行ったりもしていました。

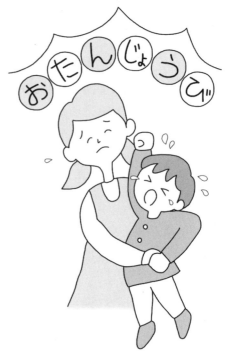

図1−2　5歳の誕生日会

幼稚園での5歳の誕生日会で、ずっと泣き喚いていたT男くん。「だって、おうちでも、おばあちゃんちでも、もう2回も、お誕生日会してもらったのに、なぜ、またやるの！」

● 5歳の誕生日会

　幼稚園での5歳の誕生日会は大荒れでした。会の最初から泣きわめいて壇上にも上がろうとしません。結局、会の最後まで担任の先生に抱かれたままで過ごしました（図1−2）。後でT男が話したところでは、5歳の誕生日会は自宅とお祖母ちゃんの所でお祝いをしてもらっていて、すでに2回もしてもらっていたのに、何で3回もしないとい

けないのだろうということでした。

　年長組になるとクラス替えがあって、大好きな友だちと同じクラスにしてもらったものの、環境の変化の影響のため生活全体が落ち着かなくなりました。家では幼稚園に行く時間になっても、弟とおもちゃで遊んでいてなかなか家から出られなくなり、幼稚園に着いても下駄箱の所でぐずって、なかなか教室に入れません。やっと教室に入っても、「友だちが嫌」と言って、一人だけでおもちゃで遊んでいました。6月には少しましになってきたものの、先生からみんなの中に入るように言われると、気分によってはひどく怒ることがありました。

● 見るな
　また幼稚園にお母さんたちがいると、「見るな」といって幼稚園に入ることが出来ません。そしてそれは幼稚園だけにとどまらず、病院の待合室でも小さな子に対して同じように「見るな」と怒ります。家では両親に対して殴る蹴るの暴力がみられます。母親が弟を叱ると、「そんなこと言うな」「死ね」「殺す」などと母親に暴言を吐きます。
　6歳のお誕生日会の日は、嫌がって幼稚園に行きませんでした。幼稚園では皆と一緒に行動することは難しかったのですが、特定の一人の子を除いては、だいたい仲良く出来るようになってきました。しかし家での暴力はひどくて、家の人からは、お薬で何とかならないものかという相談がありました。T男は見られることを嫌がって、カメラを向けるだけでも怒り出すほどでしたので、まずは不安を和らげるお薬を使うことにしました。お薬を飲み始めてから、「見るな」と怒るのは少しましになって、写真も撮らせてくれるようになりました。
　もうすぐ卒園という3月頃には、小学校にあがる不安からか、少しイライラすることが増えて、「家を壊してやる」と言って、襖にパン

チをしたりして暴れていました。しかし小学校は楽しみと言って、小学校に行く練習で給食を食べに行ったりしていました。小学校は特別支援学級（注２）に進むことになりました。

　幼稚園の行事は時々休んでいましたが、小学校の入学式には出席することが出来ました。入学式は普通学級（交流学級）の中に入ることになっており、皆の中に入りたい気持ちはあるのですが、なかなか入ることが出来ません。体育館の横に好きなスペースがあり、どうしてもそこに行ってしまいます。先生はなだめることも制止することも出来ませんでした。

　交流学級では、自分の席に座って何かしようとするのですが、それも長続きしません。座っているかと思えば、スーッと何処かへ行ってしまいます。休み時間は机の上で飛び跳ねています。人を叩いたりするのですが、叩き返されると大人しくなります。給食の時間は、落ち着いて座って食べることが出来ますが、最初にデザートを食べてしまいます。そこで先生が、「時計の針が８にいったらデザートを食べていいよ」と言うと、それはきちんと守ることが出来るようになりました。交流学級ではこのような具合なので、ほとんど特別支援学級で過ごさざるを得ません。

● 春子先生

　特別支援学級は３人のクラスです。ここではすぐに「悪者に変身した」と言ったり、「駄目」と言われることをわざとしたり、言われたことの逆のことをしたりしました。先生が注意すると、「注意する者が悪い」と言って怒ります。何かにつけて悪態を付くのですが、特別支援学級の春子先生のことは大好きです。いつもは長い髪を下ろしていた春子先生が、髪を上げて括った時には春子先生と気付くことが出

来ずに寂しそうでした。髪を上げた「春子先生」に、春子先生はどこに行ってしまったのかと尋ねていました。

● **名前が嫌い**

　小学1年生になってもお気に入りは仮面ライダーで、診察室に入るや否や、「通りすがりの仮面ライダー」といきなり言い出して、後は一人で勝手に喋り続けたりします。それに飽きると、私と話をしているお母さんに絵本を読むことを強要し、「今読んでくれないと、ボロボロにしてやる」と言い出したりします。時にお母さんの首を絞めようとします。家でも相変わらずの暴力が続いていたため、気分安定薬（注3）も開始しました。

　その後診察室での絵本の強要もなくなり、一人で静かに本を読んだりするようになりました。暴力も完全にはなくなりませんが、以前に比べれば大分穏やかになりました。しかし年長組の最後にはあまり気にならなくなっていた「見られる」ことを、再び嫌がるようになりました。

　9月の診察では、「嫌なことがあります。人は何で僕を見るのですか。何でT男と呼ぶんですか。この名前が嫌い」と話していました。名前については仮面ライダーの主人公の名前の方がよかったみたいですが、これはどうしようもありません。見られることはよっぽど嫌なのだろうと思い、抗不安薬から少量の抗うつ薬に変更しました。

　抗うつ薬の効果が出たのか大分落ち着いて過ごせるようになってきましたが、学校はあまり好きではないようです。2月の診察では、「どうしたら学校に行かなくていいんですか。もっと聞きたいことがあります。どうしたらドラゴンボールを探せるんですか」と話していました。

● 父への暴力

　小学2年生の新学期はまずまずの滑り出しでした。4月の診察では、「嫌いなものもおいしくなりました。今はとてもうれしいです。好きな食べ物は麦ごはん、ゴボウ。勉強頑張ってます。ママ、僕のこと喋って」と穏やかでした。

　注意されること、謝ることは相変わらず嫌いで、2学期には一時的に暴力が激しくなり、見られるのを極端に嫌がることがありました。11月頃には大分落ち着いて来ましたが、12月頃からお父さんへの暴力がひどくなりました。「包丁で切ったろか」と言うようにもなり、実際に包丁を持ち出すこともみられるようになりました。1月の診察では、「変装をするにはどうしたらいいですか。ロボットを作るのにはどうしたらいいですか」と聞いて来ました。どうも大人をやっつける作戦を立てているようで、そのため変装や復讐ロボット作りに興味を持ったようでした。

　2月頃からは、お父さんに対する攻撃がさらにひどくなり、包丁を持ち出して、「殺す」とか「殺せ」とか家の中は大騒ぎです。学校の先生とはいい関係で、家でみられるような暴力は学校ではみられません。家での攻撃性が高いので、抗精神病薬を開始しました。

　お父さんも引くことをしないので、ますますT男との関係が悪化していきます。小学5年生の時は、ハサミでお父さんのお腹や背中を傷付けたり、包丁で切りつけたり、鉛筆で攻撃したりすることがありましたが、学校生活は学年が進むにつれて安定してきました。

　小学6年生からは、お父さんに対して「刺すぞ」とかの言葉で威嚇したり、話しかけられると「うるさい、クズ」とかの暴言は吐いたりしますが、行動に移すことはなくなりました。何かを買ってもらう時は暴言も吐かず大人しくしています。学校では大きなトラブルもなく

過ごせています。

　中学に入ってもお父さんとの関係は相変わらずですが、学校生活はそれなりに楽しんでいるようです。

注1　子育て総合支援センター　厚生労働省の「特別保育事業の実施について」に基づく施設。地域の「子育て家庭」に育児支援を行う。事業主体は都道府県、政令指定都市。

注2　特別支援学級　2006年の学校教育法の改正で、これまでの「特殊学級」が「特別支援学級」という名称となる。またその対象も、特殊学級が「心身に故障のある者」としていたのに対し、「教育上特別の支援を必要とする」者と"支援"という言葉が強調された。

注3　気分安定薬　ムードスタビライザーと通称される。臨床ガイドラインで合意された定義はない。高揚時の「イライラ」を鎮め、落ち込み時の「自殺」を防ぐ。気分安定薬には、炭酸リチウム（商品名／リーマス）、バルプロ酸ナトリウム（デパケン）、ラモトリギン（ラミクタール）、カルバマゼピン（テグレトール）の4種類がある。

T男くんは乳児期から他の子どもと違う特徴があったようですが、そのうち自閉スペクトラム症の兆候と言えるものを教えて下さい。

兆候

3歳頃までに現われる兆候を、生後3日目、6か月、9か月、1歳、1歳半、2歳と順に注意してみてゆきます。一番わかりやすいのは言葉の発達です。

● 神経発達症

　神経発達症（注1）では、自閉スペクトラム症（注2）と注意欠如・多動症（注3）が併存していたりするなど、様々な神経発達症の症状

が混じり合っているのが実際のところです。
　T男くんは乳児の時に、抱っこをすると急にエビ反りをしたり、横抱きは絶対させなかったりと、他の子どもと違う特徴がありました。何らかの神経発達症を持っている可能性があると疑うのも自然なことです。では、様々な神経発達症の症状で、自閉スペクトラム症の症状とは、どういったものなのでしょうか。3歳頃までの症状について見てみましょう。

● 自閉スペクトラム症の確定診断
　自閉スペクトラム症であると言うためには、以下の二点の基準を満たすことが必要です。

① 様々な状況での人と人とのコミュニケーションと相互作用が生来的に障害されていること。
② 行動・興味・活動の限局した繰り返しの傾向。

　ただ3歳以前では、②の基準はあまりはっきりしないことが多いので、3歳以前での自閉スペクトラム症の確定診断が少ない原因の一つと言われています。

● 生後3日目
　基準①は端的にいうと、言葉が一般的な意味でコミュニケーションの道具として発達しているかどうかという問題です。人間は生まれた時から、人の声の周波数の音を好み、視覚の対象としては「顔」を好みます。生後3日目で、お母さんの声を他の女性の声と区別出来るとも言われています。幼児は幅広く音を聞くことが出来、母国語の音を

区別して選択するようになります。それから音を区切り、音に意味を対応させるようになって、1歳頃にはママ、パパなどの一語を発するようになるのです。そして1歳半ぐらいから、言葉の数が急激に増大します。

● 二語文

　2歳頃になると、2つの言葉が繋がった二語文が出るようになります。言葉を獲得すると、言葉で周りから新しい情報を得て、周りのことに対する見方が言葉によって形成されることになります。このような言葉自体の発達に関連して、人との相互作用も発達してゆきます。

　人間はもともと会話の音を好みます。生後、6か月ぐらいまでは、周りの人を探したり、周りの人に対して微笑んだり声を出したりします。これは生物の単なる反応ですが、親は勝手に意味付けして大喜びしてしまいます。しかし9か月ぐらいまでには、共同注視・共同注意の能力が身に付きます。大人が注意を向けたものに対して、同じものに注意を向ける能力です。これは単なる反応ではなく、心の通い合う第一歩といったところです。

● 「呼名テスト」

　自閉スペクトラム症は、このような言葉自体の発達や人との相互作用の発達に、不具合が生じた状態です。12か月で子どもの名前を呼んで反応を見てみるというのが、簡単で役に立つ「呼名テスト」です。もちろん「呼名テスト」で注意を向けてくれたから自閉スペクトラム症ではないとは言えませんが、一つの指標にはなると思います。

　T男くんは1歳半になっても、パパ、ママなど数個の単語を喋る程度だったので、一般的に1歳半では平均100単語は喋るのに比べると、

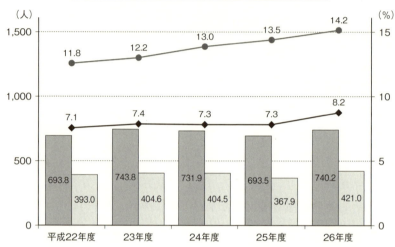

図1-3 調査した市町村における乳幼児健診により発達障害が疑われた児童の割合
「発達障害児」は、乳幼児健診の結果、市町村が発達障害の疑いがあるとした児童であり、医師の診断の有無は問わない。数値はAD／HDも含む。1歳6か月児の数値が3歳児健診の数値より大きい。
総務省の調査結果より改変引用。

使える単語が極端に少なかったようです。また二語文の遅れもみられ、言葉の発達に問題があります。最初の言葉が出てから、その後少し停滞して、3歳から4歳頃に急速に追い付くようにみえる現象も、自閉スペクトラム症ではよくみられます（図1-3参照）。

　因みに、言葉の発達は個人差があまりないので、先に示した発達がみられなければ、言葉の発達の問題を考えておく必要があるでしょう。

● ミニカーの名前

またＴ男くんは、たくさんのミニカーの名前はよく覚えているので、興味の偏りもあるようです。これは基準①と基準②が合わさった状態と考えられます。ミニカーを一列に並べる遊び方も自閉スペクトラム症では特徴的なものです（注4）。少しわかり辛いかも知れませんが、これは基準①に属する事柄なのです。

Ｔ男くんも幼稚園に入ると、団体行動がとれない、自分の興味のあるものでしか遊べないなど、自閉スペクトラム症の症状がよりわかりやすく目立って来ました。

注1　神経発達症　「発達障害」は医学用語ではなく、通称。それに対して神経発達症（Neurodevelopmental Disorders：NDD）は、DSM-5（アメリカ精神医学会による精神障害の統計と診断マニュアル第5版）で初めて設けられた概念。
注2　自閉スペクトラム症　英語表記では、autism spectrum disorder。ASDと略す。
注3　注意欠如・多動症　英語表記では、Attention-Deficit/Hyperactivity Disorder。AD／HDと略す。
注4　ミニカーを一列に並べる遊び方　自閉スペクトラム症を持つ子どもの多くは、この遊びを好む。車と同じく汽車などの乗り物が好きで、それに関連して駅名を覚えたりするのも得意。またアニメーション「きかんしゃトーマス」になぜか魅かれるので、「トーマスが好き」が「診断基準」と冗談を言う英国の研究者がいた。

4歳頃のT男くんにとってサングラスの使用はどのような効果があったのですか。

サングラスの効果

 サングラスは人の視線を遮ることが出来るので、安心感が得られるのです。サングラスはT男くんにとって「周りに人はいない」という状況を作ってくれるのです。

● 白い壁

　神経発達症を持つ人には、感覚の過敏さや、逆に鈍感さがみられることがあります。視覚の過敏さで、光がまぶしく感じる人がいます。特に白い壁が苦手なようです。それで家にいる時は、部屋を暗くしたり、カーテンを閉め切ったりして過ごしています。外に出る時はサングラスをして出かけます。やはり夏の日差しが辛いようです。それによって、精神状態も左右されることがあります。

● 視線

　T男くんの場合も、視覚過敏に関係している可能性もありますが、サングラスはまぶしさを防ぐ以外に別の効果があったのかも知れません。T男くんは、「多くの人がいる所」でサングラスをかけるようになりました。T男くんは、見られることを嫌うので、そのことと関連している可能性があります。

　サングラスを視線を遮るものと考えると、サングラスをかけることで「周りの人をいないもの」とすれば、他人の視線が気にならなくなるのです。もちろんサングラスをかけても周りは見える訳ですが、視線が遮られていると考えることで安心感が得られるのです。

T男くんは、家族や家族以外にかかわらず、好きな人、安心出来る人とそうでない人との差が激しいようですが、何か理由はあるのですか。
好きな人

 T男くんの「好き」な人の選択、「安心」の基準には"何か"理由があるようです。「注意する」「叱る」という行為に極端に反抗的になるのも理由のあることです。

● 好きな理由は何？

　幼稚園の時には好きな子が1人いて、その子に「あいつをやっつけて来い」と言われて叩きに行ったことがありますが、その子が好きな理由ははっきりしません。小学校では春子先生のことが好きで、春子先生はT男くんにとって安心出来る人でした。春子先生はT男くんの特性をよく理解し、上手く対応出来る先生でした。

　T男くんが好きになる理由はよくわかりませんが、注意されることをひどく嫌うので、とにかく注意する人を嫌います。そして攻撃的になります。小学1年生の初め頃、祖父母がT男くんによく注意をしていたことがありました。その時は祖父母を嫌い、殴る蹴るなどの行為が見られました。

● 「叱ること」はイヤ

　弟に関しては、一緒に遊べるので好きだったのですが、遊んでくれないと弟をいじめていました。父親が弟を叱ると、父親に食ってかかっていたのですが、弟を守るというより、「叱ること」自体を嫌っているようでした。

小学校の低学年あたりまでは、母親に対しても叩いたり蹴ったりすることがありましたが、段々と頻度は減ってゆきました。注意されることを嫌うのは母親に対しても同じですが、母子の関係は複雑です。自閉スペクトラム症の子どもの中には、母親が自分の思いと少しずれたことをするだけで、母親だからこそひどい暴力を振るう子も珍しくないのです。しかしT男くんにはそういうところは見受けられません。

T男くんにはお薬が処方されていますが、それはT男くんが発達障害以外の病気にも罹っているからですか。また、抗不安薬・気分安定薬・抗うつ薬・抗精神病薬は、どんな症状を治すのに用いるのか教えて下さい。

薬の選択

抗不安薬は身体に現われた症状を抑えることが出来ます。抗うつ薬は表情を引き締めます。気分安定薬は、イライラを抑え、抗精神病薬は幻覚妄想を鎮めます。

● 薬は有効

　神経発達症では、たとえばストレスを溜めるなどして不安やうつ状態になる「二次障害」という考え方がよく知られていますが、実際には不安や障害が「一次的併存」と言えるほど密着している場合が珍しくありません。DSM-Ⅲ（現行のものは改訂を重ねてDSM-5）の広汎性発達障害では、「突然の過度の不安」「不適当な情動」が診断基準としてあがっていました。そのような症状にはお薬が有効なことがあり、T

表1−1　主な抗不安薬

作用時間	作用強度	一般名	商品名
短	極弱	トフィソパム	グランダキシン
短	弱	クロチアゼパム	リーゼ
短	強	エチゾラム	デパス
中	強	ブロマゼパム	レキソタン
中	強	ロラゼパム	ワイパックス
中	中	アルプラゾラム	コンスタン／ソラナックス
長	中	ジアゼパム	セルシン／ホリゾン
長	強	クロキサゾラム	セパゾン
長	強	クロナゼパム	リボトリール／ランドセン
超長	中	ロフラゼプ酸メチル	メイラックス
超長	強	フルトプラゼパム	レスタス

男くんの場合もお薬を使っていますが、自閉スペクトラム症以外の精神疾患に罹っている訳ではありません。

● **不安が呼ぶ身体症状・抗不安薬**

　抗不安薬（表1−1）は文字通り不安に対するお薬です。お腹が痛くなったり、頭が痛くなったり、ドキドキしたり、息苦しくなったり、吐き気がしたりと、不安から身体にいろんな症状として現われる場合が少なくありません。障害がなくても、大勢の前で何かを披露しないといけない時に、胸がドキドキしたり、お腹が痛くなったり、吐き気がしたりするということは多くの人が経験することです。

　自閉スペクトラム症を持つ人の中には、そのような大きなイベントがなくても、不安・緊張が過度にみられる人がいます。身体の症状自

体も辛いことですが、またこのような症状が起きるのではないかという不安から、たとえば学校に行けないなど、家から一歩も外に出ることが出来ないこともあります。不安が不安を呼ぶ悪循環です。抗不安薬は、このように不安が身体の症状に現われる場合によく使われるお薬です。

● **表情を引き締める・抗うつ薬**

　抗うつ薬（表3-1「主な抗うつ薬」参照）はうつ病の治療薬ですが、不安や痛みなどうつ病以外にも使用出来るお薬です。T男くんの場合、「見られる」ことの不安に対し抗不安薬を使って、少し症状が和らいだのですが、再び不安が強まったために抗うつ薬を使用しています。

　少し専門的な話になるのですが、神経発達症を持つ人の中には、低覚醒（hypoarousal／注1）の人がいて、その人たちに少量の抗うつ薬を使うと症状が改善してゆく場合があります。見かけの臨床像は、少しボーッとした印象で、物事になかなか向かえないような人です。抗うつ薬を使うと、まず表情が引き締まり、そのうち何かしらの活動に繋がってゆきます。

● **イライラを鎮める・気分安定薬**

　気分安定薬は、てんかんの薬であることも多いのですが、躁うつ病などの気分の障害に関するお薬です。自閉スペクトラム症では、気分に波がある人や、対人関係でカッとなって止まらなくなる人に使うことが多いです。

　表情が変わってしまうほどカッとなることは、相手の人に危害を加える恐れがあるだけでなく本人もしんどいことですので、お薬を使うメリットは大きいのです。

● 幻覚妄想を収める・抗精神病薬

　抗精神病薬は、統合失調症の幻覚妄想に対するお薬ですが、自閉スペクトラム症ではイライラが強かったり、衝動的に物や人にあたったりする場合に使います。気分安定薬と使い方がはっきりと分けられる訳ではなく、気分安定薬と抗精神病薬を同時に使用することも珍しくありません。また自閉スペクトラム症でも、幻覚妄想が現われることがあり、この場合も抗精神病薬を使います。

注1　低覚醒（hypoarousal）　目覚めているのに居眠りしているようなぼんやりした状態。この逆の状態を過覚醒という。第2章 症例2−①　Q4「注1　過覚醒」参照。

大好きな春子先生なのに、髪型が変わるとわからなくなるのはなぜですか。

人を見分ける

T男くんは、春子先生を「長い髪」で見分けていました。「長い髪の春子先生が好き」。その目印の長い髪が消えると、春子先生を見失ってしまったのです。

● 人の顔が覚えられない

　自閉スペクトラム症を持つ人の中には、人の顔が覚えられない人がいます。何年も同じクラスなのに、顔が覚えられないので名前も覚えていないということがあります。しかしすべてのことが記憶出来ない訳ではなく、学習で必要なことはちゃんと覚えることが出来たりします。また、物の形が覚えられない訳ではないので、そういう人たちは

人の持ち物で人物を区別していることが多いのです。

● ブランドの鞄
　たとえば、「このブランドの鞄を持っているからAさんだ」といった具合です。人の顔の認知だけが苦手なだけで、大抵は上記の方法で相手を見分け確認し、日常生活は何とかやっていけるので、親でさえ気付かないことがほとんどです。

● 長い髪
　T男くんも人の顔が覚えられず、長い髪を目印の一つとして春子先生を認識していた可能性があります。髪を上げたから雰囲気が変わって気が付かなかったというだけの問題ではないのです。

小学校に入ってからT男くんがお父さんに特に強い攻撃性を示したのはなぜですか。また、T男くんはしばしば刃物を持ち出したようですが、T男君の性格は残忍なのでしょうか。
　　　　　　　　　　　　　　　　父親への攻撃

T男くんにとって父親の存在は大きいものです。特に弟や母親に対する父親の態度には腹が立ちます。「叱る」こと、「怒る」ことそれ自体が耐えられないのです。

● お父さんが嫌い？
　T男くんは注意されることが嫌いで、注意する人に対して叩いたり

蹴ったりしていました。

　T男くんの攻撃は、お母さんに向かうこともあり、お祖父さんやお祖母さんに向かうこともありましたが、それらは注意されて衝動的に行っていたこともあり、薬を飲むようになって改善されるようになりました。お母さん、お祖父さん、お祖母さんの注意の仕方は普通でしたが、お父さんの注意は高圧的でしつこさがあり、感情的でもあったようです。

　お父さんに特に強い攻撃性を示したことは、お父さんの度を越した注意が一因と思われますが、それほど単純なものではないと推測しています。

　お父さんはお母さんに対しても高圧的に接することが多く、夫婦の関係は上手くいっていませんでした。そのこともT男くんのお父さんへの態度に、大きな影響を与えていたと思われます。

● **本気ではないのに……**

　自閉スペクトラム症での親子のトラブルでは、包丁を持ち出すことがよく見られますが、今のところ本気で相手を傷付けようとした事例を私は経験したことがありません。

　大抵の場合、脅しや防御のために、何となく包丁を持ち出してしまい、事故が起こったということはありますが、「包丁を持ち出すこと」と残忍な性格とは関係がありません。T男くんも同様に、残忍な性格ではありません。

第2章

小学生

―― 精神科への通院はこの頃?

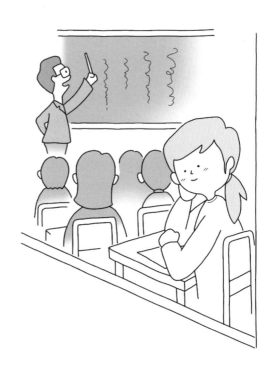

A子さん

・初診時年齢　7歳（小学1年生）
・診断　自閉スペクトラム症、注意欠如・多動症

● 「人の物」を隠す・小学1年生

　幼稚園の時のA子は、入園当初には、園内を一人で探索したり、時には幼稚園を脱走するなどの事件がある一方で、興味の向くまま一人で行動する子でした。他の園児と一緒に遊ぶことが出来ない訳ではありませんが、外遊びをしていると夢中になり、一人だけなかなか部屋に戻って来ないということがありました。

　お母さんは、小学校に入ってからも、一人で行動することが多いA子の様子が気になっていたのですが、小学1年生の2学期に、人の持ち物を隠すということがありました。これはどうみてもA子の仕業だったのですが、なかなか白状しませんでした。A子に話を聞いても、その都度、話す内容が変わっていき、以前の出来事と混ざり合ったような話をしました。お母さんは話の内容が気になって、スクールカウンセラー（注1）に相談し、カウンセラーに勧められて小学1年生の12月に受診して来ました。

● 泣く、怒る、マイペース

　家庭内では、A子は気に入らないことがあるとすぐに泣きわめきます。たとえば、ひらがなの書き順が違うので、正しい書き順を教えようとすると怒り出します。テレビが好きで、テレビをつけると他のことは全くしません。着替えなど朝起きてからの一連の動作がマイペースで時間がかかります。夜は夜で、入浴、食事、歯磨きと一つひとつ

第2章 小学生——精神科への通院はこの頃？

に時間がかかります。

集団登校の登校班では、花や虫など気になるものがあると、すぐにそちらの方に行ってしまい、班の子とトラブルになってしまいます。帰りは帰りで、興味を引くものがあるとなかなか帰って来ないため、GPSを持たされています。登校後には持ち物の整理をしなければならないのですが、周りのことに気が移っ

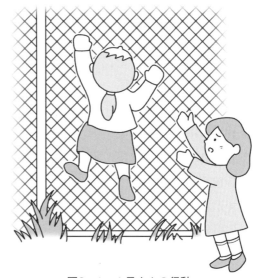

図2-1　A子さんの行動
じっとしていられなくて、学校の休み時間、フェンスによじ登ったりする。その反面、家での着替え、入浴、食事、歯磨きなどには、マイペースで時間がかかる。

てしまい、一気に整理を済ませることが出来ません。授業中は立ち歩くことはないのですが、椅子の脚を浮かせたりして、たびたび注意を受けます。

手遊びをしたり友だちに話しかけたりして、集中して先生の話を聞くことが難しいのですが、一方、自分がわかることには進んで手をあげて発表します。ひらがなでも漢字でも、文字は丁寧に書きます。また、絵や粘土でも工夫して楽しい作品を作り、根気のいる作業もこつこつ丁寧にやり遂げます。

A子にとって休み時間はとても楽しい時間です。フェンスによじ登って飛び降りたりと、活発に動き回り、けがをすることもありました。また、友だちの頭をポンポン叩いて回り、それがもとでトラブル

に発展することもありました。小学1年生の1学期には、休み時間が終わってもすぐに教室に戻らないことがよくあったのですが、2学期からは自分で気を付けるようになり、遅れることはなくなりました(図2-1)。

● 服薬・小学2年生

初診後まもなく3学期を迎えたのですが、始業式の日に男の子の靴がなくなるという事件が起きました。靴がなくなったと男の子が騒ぐと、「靴を見付けた」と言ってA子がすぐに男の子の靴を持って来ました。状況からするとA子が隠したことは明らかだったのですが、この時は自分がやったと白状しませんでした。しばらくすると、次は女の子の消しゴムがなくなりました。今度はその子が消しゴムをなくしたとも何とも言わないのに、A子が「消しゴムを見付けた」と言って持ってきたのです。この時は後から、自分が消しゴムを隠したことを白状しました。

表2-1 主なAD／HD治療薬

種類	一般名	商品名
中枢神経刺激薬	メチルフェニデート	コンサータ
非中枢神経刺激薬	アトモキセチン	ストラテラ
非中枢神経刺激薬	グアンファシン	インチュニブ

小学2年生になると、周りの子もA子を見る目が少し成長し、A子も人の物を隠すことはなくなりました。しかし登校中には、相変わらず花や虫に注意が向くと、そちらの方へ行ってしまう状況は変わりませんでした。すぐに気が散ったり、気持ちの切り替えが難しかったりで、なかなか次の行動に移れない状況になりました。また忘れ物をすることも多くなり、5月からはお薬を飲むことになりました(表2-1)。

● 躁状態・小学3年生

　服薬後は気が散ることも減り、次第に気持ちの切り替えが出来るようになりました。話をしていても、以前のように話の内容がどんどん変わっていくこともなく、昔の話が紛れ込むこともなくなりました。小学2年生の秋頃からは、勉強にも意欲を示すようになってきましたが、テストで間違っていた点を修正されるとイラっとすることもありました。

　小学3年生からは、さらにやる気が満々になり、楽しく学校に通っていました。少し気分が高揚して躁状態になることはありましたが、周りを困らせるようなことはありませんでした。特に運動会などの行事があると、しばらくはテンションが高い時期が続いたりします。

　それでも学校では問題なく過ごしていたのですが、小学3年生の3学期に、何回か家のお金を持ち出すということがありました。この時は両親が冷静に対応したこともあり、家からのお金の持ち出しはなくなりました。小学4年生からは、さらに勉強を頑張るようになり、両親もA子の成長を感じることが出来ました。

● 忘れ物・小学5年生

　小学5年生からは薬なしで様子をみることになりました。忘れ物が多いことに関しては、お母さんが点検を手伝うことで対処していました。しかし小学5年生の担任は厳しく、母親の手伝いなしですべてを自分でやるようにという指導方針であったため、A子は忘れ物をしないように、「すべての物を持っていく」という手段を自分で考えました。

　そして何とか順調に小学5年生も切り抜け、A子は「先生のように白衣が着たい」と言い、医師になりたいので中学受験をすると宣言して通院を終了しました（図2－2）。

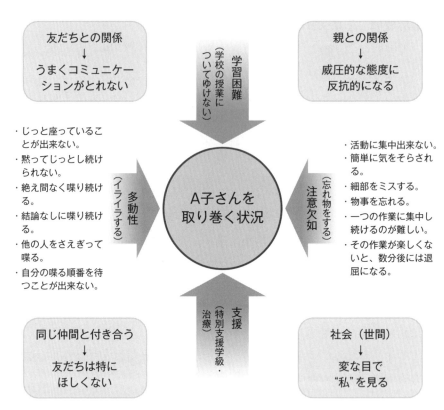

図2-2　A子さんを取り巻く状況、イメージ図
　A子さんの「じっとしていられない」は、AD/HDの症状。この症状は表2-1に示した薬でほぼ治る。ただ、自閉スペクトラム症からきている場合は、薬が効かない場合が多い。

注1　スクールカウンセラー　SCと略称される。教育機関（多くは学校）の中で、心理職の専門家が就く。教員とは異なる第三者として、児童・生徒・学生の「心理相談」を勤める。アメリカでは公立学校を中心に1975年施行。日本では1995年から本格的に始動。

第2章　小学生──精神科への通院はこの頃？

小学1年生の時のA子さんが人の持ち物を隠したのはどういう理由からでしょうか。

繰り返し行動

みんなが驚いたり騒ぎになることが、A子さんにとっては楽しいことなのです。そしてA子さんと同じようにみんなも喜んでいるとA子さんは思っているのです。

● 目立ちたい！

　自閉スペクトラム症を持つ子どもたちの中には、物がなくなった時の騒ぎが楽しかったり、なくした子の困った表情を面白く感じたりするため、人の物を隠したりする子がいます。

　また、なくしたものを見付けたと言えば注目を浴びるので、目立ちたいがために物を隠す場合もあります。目立ちたいとか、一番でいたいということからくる行動は、自閉スペクトラム症を持つ子どもに限らず小学1年生ぐらいの子どもにはよく見られることです。

　しかし自閉スペクトラム症を持つ子どもでは、「人の物を隠す」のは普通に考えれば「悪いこと」ですが、時には「悪いこと」をしてでも目的を達成したいと思う衝動があります。その他、人からは想像もつかない理由で「人の物を隠してしまう」場合もありますので、A子さんがどういう理由で物を隠したか、実際のところ測りかねますが、悪意をもってやったとは考えにくいのです。複雑な心情的理由からというより、衝動的な反応で行っていると思われます。

　また自閉スペクトラム症は、中心症状の一つにあるように、同じようなことを繰り返す特徴があります。A子さんの「人の物を繰り返し隠す」ことも、この繰り返し行動のパターンと考えられます。

35

小学2年生になると、A子さんの「人の物を隠す」という行為はみられなくなりました。周りの子も成長して、物がなくなっても大騒ぎをせず、小学1年生の時より冷静に対応出来るようになったからかも知れません。目立ちたいとか一番でいたいとかということからくる行動は、小学2年生頃からは目立たなくなりますが、A子さんも成長して「悪いこと」までして目立とうとする気持ちがなくなってきたとも考えられます。

A子さんの場合、どのようなところが自閉スペクトラム症の特徴を示していますか。

情動的反応

A子さんは何かに夢中になると他のことが考えられません。一人になりたい訳ではなく、自閉スペクトラム症の一つ「気が散る」の真逆の「過度の集中」なのです。

● 注意欠如・多動症
　自閉スペクトラム症の中心症状は、

① 様々な状況での人と人とのコミュニケーションと相互作用が生来的に障害されていること。
② 行動・興味・活動の限局した繰り返しの傾向。

　と、第1章でこの2つの症状について説明しましたが、これはA子さんの年齢や環境などによって、様々な形で現われます。しかもA子

さんは自閉スペクトラム症に加えて、注意欠如・多動症（AD/HD）の傾向を持ち合わせているので、興味関心のあるものに対して衝動的な行動として現われることがあります。

　A子さんの幼稚園での様子は、他の園児とも一緒に遊ぶことが全く出来ない訳ではありませんが、外遊びをしていると夢中になって、一人だけ部屋の中になかなか入って来ませんでした。このことを説明するためにこのA子さんの様子を分解して考えてみます。

1　A子さんは、ずっと一人の世界に入って友だちと全く交流をしていない訳ではありませんが、夢中になった遊びでは友だちにはお構いなしです（中心症状／基準①）。
2　部屋に入って他のことをしないといけないのに、みなと同じようには出来ません（中心症状／基準①）。
3　外遊びに夢中になると部屋に入らないことが繰り返し起こっています（中心症状／基準②）。

　なかなか明快には分けにくいところがありますが、自閉スペクトラム症の特徴というのは、基準①、②の要素を含む一連の行動や活動ということです。

　また、A子さんが興味にしたがって「脱走」したのは、注意欠如・多動症の傾向によるものです。こう考えれば、小学校の登校班での「花や虫など気になるものがあると、すぐにそちらの方に行ってしまい、班の子とトラブルになってしまいます」という行動が、注意欠如・多動症の傾向を含む自閉スペクトラム症にみられる現象であることにすぐ気付くでしょう。

●「こだわり」

　自閉スペクトラム症の基準②の限定された興味・関心は「こだわり」と表現されることがあります。自閉スペクトラム症を持つ子の中には、自動車や電車、恐竜などに興味・関心があり、豆博士と言われるぐらいに豊富な知識を持っている子どもがいることは一般的にもよく知られています。

　しかし基準②に含まれるのは、このようなはっきりした興味・関心だけではなく、日常の些細なことにも及ぶので「こだわり」と言った方が理解しやすいかも知れません。A子さんが、家で「とにかく気に入らないことがあるとすぐに泣きわめく」のは、A子さんの「こだわり」に反することが起こることで、情動的に反応するからです。

　また、「朝起きてからの一連の動作がマイペースで時間がかかる」ことや、「夜は夜で、入浴、食事、歯磨きと一つひとつに時間がかかる」ことは、A子さんの「こだわり」と関連している可能性があります。

　また、A子さんが人の持ち物を隠したことでその理由を聞かれた時に、「話す内容が変わっていく」「以前の出来事と混ざり合った話をする」ということが起こっていますが、これは嘘をついて言い逃れをしようとしているのではありません。前者では記憶が変わっていく現象が、後者では話の流れの中に過去の出来事の話が挿入される現象が起こっているのです。

　このような状態は、注意欠如・多動症の傾向を伴う自閉スペクトラム症でしばしばみられるのですが、注意欠如・多動症の治療薬で改善することがあります。A子さんの場合にもある段階までは有効でした（表2-1参照）。

A子さんにみられる子どもっぽい気の散りやすさも自閉スペクトラム症によるものでしょうか。
AD／HDを含む

 そうです。AD／HDなら薬で治せますが、A子さんの場合は、自閉スペクトラム症が大きく影響していますので、薬では容易に治りません。

● 頭の中がいっぱい

　自閉スペクトラム症を持つ人は、自分の世界で頭の中がいっぱいになっている時には、他の人から見ると気が散っているようにみえる場合があります。

　しかし、A子さんの気の散りやすさはそれだけではないようです。Q2の答の中に既に書きましたが、注意欠如・多動症というのが、A子さんの「気の散りやすさ」の問題となっています。

● 注意の意味

　注意欠如・多動症は、病名にもわかりやすく示されているように、不注意や多動が問題になる疾患です。不注意や多動という言葉は日常的にも使う言葉ですが、疾患として考える場合は少し"注意"が必要です。

　「注意」を考える時には、「維持」「焦点」「移動」という注意の3つの働きに着目します。注意は一定の時間、「維持」されます。

　また特定の課題に「焦点」を当てて集中する作用があります。注意をそらす周りの刺激を遮って、周りの多くの刺激の中から重要な刺激を定めるのです。

　それと注意は「移動」させることが出来ます。注意を「ある状況（刺

激)」から「別の状況（刺激）」に移す作用です。

　これらが障害されると、集中が維持出来ずに、勉強や仕事でミスが増えたりします（維持の問題）。刺激の選択が出来ないと、教室での様々な音に邪魔されて、肝心の先生の話が聞けなかったりします（焦点の問題）。注意の移動で問題になるのは、勉強している時に突然虫が飛んで来ると、すぐに虫の方に注意がそれてしまうなどの気の散りやすさ（転導性／注1）です。

● 考える前に行動

　「多動」は、単に動き回っている状態ではありません。外からの刺激に対して、考える前に行動してしまう状態です。たとえば、ボタンを見るとすぐに押してしまって、そしてそれが火災報知器のボタンであれば大事に至ってしまうことになります。もちろん火災報知器のボタンは、火事の時に押すものとわかっているのですが、ボタン（刺激）を見ると身体が先に反応して、ボタンを押して（行動）しまうのです。

　ボールペンが目に付くと近くにある紙に書いてみる、金槌が目に入ると何かを叩いてみるなど、多動は日常的な様々な場面で起こります。子どもの患者さんでも、「身体が勝手に動く」ので何とかして欲しいと訴えることも稀ではありません。

　幸い現在のところ3種類の注意欠如・多動症の薬を使うことが出来ますので、子どもからの悩みにもすぐに答えてあげることが出来ます（表2-1参照）。

　A子さんは、登校時には「花や虫など気になるものがあると、すぐそちらの方に行ってしまう」、学校に着いて持ち物の整理をする時には「周りのことに気が移ってしまって、一気に整理を済ませてしまうことが出来ない」、授業中には「椅子の脚を浮かせ」、「手遊びをした

り友だちに話しかけたりして」、先生の話に集中することが難しいなど、「注意欠如・多動症」からの「気の散りやすさ」がみられます。

● **異常な根気・集中力**

これほど気が散りやすいA子さんですが、一方で「根気のいる作業もこつこつと丁寧に」やり遂げることが出来ます。これは自閉スペクトラム症を持つために、興味のあることに対しては並々ならぬ集中力を発揮するからです。普通以上に気の散りやすい子が、興味あることに対しては普通以上に熱中する場合には、注意欠如・多動症の傾向を伴う自閉スペクトラム症であることが疑われます。

注1　転導性　注意の範囲の狭さが原因の一つ。また、注意を保つことが苦手なために起こる色々な支障。「気の散りやすさ」と「忘れ物」がその目立つ行為。

小学3年生になってからA子さんに躁状態がみられるようになったのは何か理由があるのでしょうか。

気分変化

A子さんの躁状態は、やはり自閉スペクトラム症からきています。興味・関心があるものに対しては、「過覚醒」と言って、ハイテンションになるのです。

● **低覚醒と過覚醒**

A子さんは小学2年生の5月から注意欠如・多動症の薬を服用して

おり、小学3年生ではそちらの症状はほとんど改善していましたので、問題になるのは自閉スペクトラム症からの症状です。

　自閉スペクトラム症では、うつ状態や躁状態の「気分変化」がみられることがよくありますが、もう一つ注意しておきたいのは覚醒の変化です。自閉スペクトラム症を持つ人の中には、少しボーッとした感じの印象を与える低覚醒（hypoarousal）の人や、逆に少し気分が高揚した感じの印象を与える過覚醒（hyperarousal／注1）の人がいます。覚醒の変化は興味・関心に対応して短期的にみられることがあります。

　たとえば、興味のない話を聞いていると覚醒度が下がってボーッとしてきて、ひどい場合は居眠りをしてしまうのですが、自閉スペクトラム症の人は一気に眠りに陥って起きられなくなってしまったりします。ある人は真面目に話を聞こうとすると低覚醒になり、ボーッとしてしまって話が頭に入らなくなったりもします。

　逆に授業中に面白いことがあると、過覚醒になって周りが引いてしまうほど逸脱した行動をしてしまうことがあります。簡単にいうと、興味・関心があると過覚醒に、それほど興味・関心がないと低覚醒になるのです。

　A子さんは小学2年生の秋頃からは、勉強も意欲的になり、後には医学部に入るために頑張るというぐらいですから、勉強に興味・関心が出て来たと考えられ、全体的に覚醒度が上がっていたようです。特に運動会のような活動的な行事には興味・関心があり、そのために運動会の後は少し過覚醒状態になっていました。

　軽躁状態の気分変調も存在していた可能性はありますが、躁うつ病を発症した訳ではありません。

注1　過覚醒　ストレスが原因で起こる「不眠」「イライラ」「過剰反応」などの状態。
　　　第1章Q4「注1　低覚醒」参照。

「正しい書き順」を教えられたり、「テストの答」を修正されるといらつくのは、なぜですか。

こだわり

自分のしていることを正しいと信じて、こだわっています。そのこだわりに「待った」をかければ、いらつくのも当然です。じっくりと対応することが大切です。

● 「自分」の書き順

　A子さんのいらつきは、自閉スペクトラム症の特徴です。一種のこだわりで、自分の書き順が既にあって、それで"正解"と言われる書き順に変えようとはしません。正しい書き順の方が、書きやすかったり、文字がきれいに書けたりするのですが、そういうことを説明しても聞く耳を持ちません。こだわりに反することを強要するのでいらつくのです。

　ただ、変わった書き方をする子でも、正しい書き順に従う場合もありますから、一度は正しい書き順を教えることを試みることは大事です。また、親の言うことは聞かなくとも、学校や塾の先生の言うことには素直に従う場合があります。これは、勉強は先生が教えるものというこだわりが関係しているのです。

● お直し

　低学年の子に、いわゆる「お直し」を嫌がる子がしばしばみられます。こだわりと関係があるのでしょうが、特にプライドの高い子に多いように思われます。赤で目立つように修正すると嫌がる子でも、あまり目立たないように修正すると何とか我慢してくれる子もいます。

また、テストで間違うと家に帰って親に怒られるので、「お直し」されるとパニックになる場合があります。「お直し」一つとっても、性格や親子関係など様々なことに配慮する必要があります。

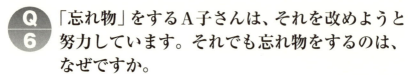

「忘れ物」をするA子さんは、それを改めようと努力しています。それでも忘れ物をするのは、なぜですか。

薬の効果は？

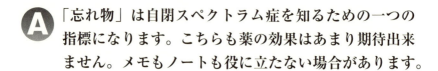

「忘れ物」は自閉スペクトラム症を知るための一つの指標になります。こちらも薬の効果はあまり期待出来ません。メモもノートも役に立たない場合があります。

● 「忘れ物」と自閉スペクトラム症

　「忘れ物」といえば、注意欠如・多動症の不注意が原因と考えられることが多いと思われますが、自閉スペクトラム症を持つ人の中にも「忘れ物」をする人が多くいます。
　注意欠如・多動症は治療薬があるので、それで解決するのではないかと思われるかも知れませんが、「忘れ物」に関しては薬の効果がみられないこともしばしばです。また、忘れないようにと壁にメモを貼っても効果があるのは最初だけだったりします。最初は目立っていても、そのうちメモは壁と同化して気付かなくなってしまうようです（図2-3）。ノートにメモを取ってみても、そのノートが何処に行ったのかわからなくなるという始末です。
　自閉スペクトラム症では、一つのことを考えていると他のことに注

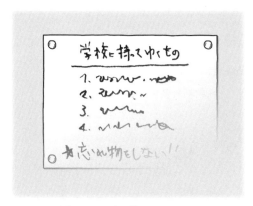

図2-3　壁に貼られたメモ
　忘れ物をしないために「学校に持ってゆくもの」をメモに取って壁に貼ったA子さん。しかしA子さんの記憶は薄れ、メモは壁に同化して失われてゆく。自閉スペクトラム症の症状の一つ。

意を向けることが難しくなります。持って行こうとあらかじめ考えていても、その時、他のことで頭がいっぱいになっていると、持って行くべき物を忘れてしまいます。

　日常生活ですることが多くなると、忘れ物の頻度が上がりますので、忘れ物が多くなった時には、生活全般を見渡して、出来るだけストレスを減らすことが肝心です。

　いずれの場合も、忘れ物をしないようにしようと思えば出来るのですが、それにはかなりのエネルギーを忘れ物という一つのことに注がねばならず、持続は不可能です。本人も忘れ物をしたくてやっている訳ではありませんが、メモを取っても、ノートに書いても、そのことを忘れてしまうので、しまいには面倒になってしまうのです。

　そういう時は、周りの人が声掛けをするなどして出来ることはやってあげたほうが良いでしょう。

　忘れ物をしないことも大事ですが、もっとエネルギーを注ぐべき有意義なことがあるでしょうから。

症例 2-② B子さん

- 初診時年齢　10歳（小学5年生）
- 診断　自閉スペクトラム症

● 5歳になっても喋らない

　B子は4歳から保育園に通いました。B子は保育園では全く喋らなかったのですが、保育園の先生は、緊張して喋らないのだろうと思って様子を見ていました。ところが5歳になっても全く喋ることがなかったので、先生もさすがに問題に感じて両親に連絡しました。

　B子は家では普通に会話をしていましたから、保育園から連絡を受けた両親はびっくりし、小児科を受診して、カウンセラーにも関わってもらうことになりました。しかしB子の様子は変わりなく、保育園では全く話そうとはしません。小学校に入ってもいっこうに話す気配がありません。学校では皆と一緒の教室に入るのは難しく、ほとんど別室で過ごしていますが、学校は休むことなく通っています。友だちとも話はしませんが、ニコニコして楽しそうにしています。B子が家で話したことによると、学校では話さなくてもやっていけるので、これからも話さないということでした。

● 自閉スペクトラム症

　B子の様子が変わらないので、小学3年生の時に公立の教育相談センター（注1）に相談に行きました。相談所の児童精神科医の先生が自閉スペクトラム症を疑い、センターからの紹介で小学5年生の6月に当科を受診しました。

　小学3年生の時に両親が離婚しており、受診にはお母さんと一緒に

来ました。初診の時は病院でも話すことはなく、最初はきちんと背筋を伸ばして椅子に座っていたのですが、次第にうつむきかげんになっていきました。それでも周りで話されている内容はしっかりと聞いて覚えているようでした。学校ではニコニコしているのですが、苦手なことは全くやろうとはしません。皆と一緒の教室に入れないので、先生は学校の課題を家でやってもらって提出させるようにしていました。これは特別支援教育がまだ実施されていない頃のことです。

　ご家族や先生にB子が自閉スペクトラム症であることを理解していただくとともに、最初から薬物療法を併せて行いました。B子は薬の反応がいい方で、7月には家でも学校でも自発的に物事に取り組めるようになりました。学校での課題の取り組みにも積極的です。教室に行って学習する機会は少ないのですが、給食や「帰りの会」は他の子と一緒に行動することが出来るようになりました。

● 小声なら話せる

　言葉の面でも改善がみられました。小声ながら言葉を発することが多くなってきました。ある時、教頭先生を探している子に、「あっちにいるよ」と離れた所から声をかけるという一場面もありました。お薬の効果は十分に実感されていたにもかかわらず、理由は不明ですが、次第に薬を飲まなくなりました。それでも小学5年生の12月頃には、嫌な時間以外は1日中クラスに入れるようになり、1人の先生に対しては普通に喋れるようになりました。また以前よりも意欲的に課題に取り組めるようになりましたが、1日中活気がない日がみられることもありました。

　病院では相変わらずB子が話をすることはないのですが、表情は良く、いつもニコニコしていました。3学期に入っても、おおむね教室

で授業を受けることが出来ており、大きく状態が崩れることはありませんでした。小学6年生になっても特に変わりない様子でした。友だちはいつもの五人組で、友だちとは小声で喋ることがあったようです。小学6年生の2学期に入った第1週は登校出来ませんでしたが、その後は休むことなく登校出来るようになりました（図2－1）。

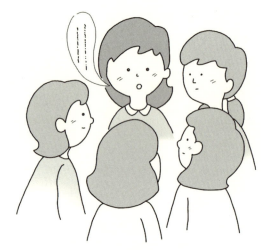

図2－1　小声で話すB子さん

家では普通に喋れるが、保育園や学校、外では喋れなくなるB子さんだったが、小学6年生になると、仲良し五人組の友だちとは小声なら話すことが出来た。

● 友だちからのアドバイス

　中学に入ってからも言葉は少ないながら、自己紹介もきちんと出来て、陸上部に入るなど学校生活に意欲的に取り組んでいました。しかし中学1年生の7月頃から、意欲が少し低下して宿題をしなくなりました。夏休みはクラブ活動をして過ごしていましたが、眠れない日が出てきました。しかし薬を使って眠れるようになると、2学期からは意欲も戻ってきました。

　中学1年生の10月から通院が途切れていたのですが、4年近く経った高校2年生の時、一人で受診しました。しかも今回はお母さんには内緒で、自閉スペクトラム症を持つ友だちが「精神障害者保健福祉手

帳を取っておいた方がいい」と言うので受診したとのことでした。

● 高校を退学

通院が途切れた後、「中学2年生までは楽しく過ごせたけど、中学3年生の修学旅行の時のグループ分けで一人になってしまった」と言います。高校には進学したけれど、やはり喋れなくて、高校1年生の後半ぐらいから学校を休むようになりました。結局、高校は退学しましたが、今後は検定を受けて大学に行きたいという思いを持っているとのことでした。

● 父の所へ行く

まずは手帳の申請をするために、と心理検査を受けたのですが、その後の診察の時に、「お母さんとは上手くいってないので、お父さんのところへ行こうと思っている」と言います。

お父さんは他府県にお住まいなので、当然ながら当院には通院出来なくなります。紹介状を書くので、通院先が決まれば連絡するように言いましたが、その後、B子から連絡してくることはありませんでした。

16歳になって、やっと病院で自分のことを少し話せるようになったB子の、

「結局、お母さんには障害のことはわかってもらえませんでした」

という言葉が何年も経った今でも私の耳に残っています。

注1　教育相談センター　各都道府県市町村が運営。教育相談（カウンセリング、プレイセラピー）、不登校児童・生徒への支援、特別支援教育に関する事業を行う。

子どもの頃のB子さんは場面緘黙のようですが、普通の場面緘黙とは違うのですか。
DSM-5

 場面緘黙は不安症状の一つですが、B子さんの場合は、自閉スペクトラム症が「不安」の根底にあります。少量の抗うつ薬で不安は軽減したのですが。

● 不安症と選択性緘黙

　いわゆる場面緘黙というのは、DSM-5（第4章コラム参照）では選択性緘黙（selective mutism）と訳され不安症のグループに入っています。選択性緘黙はDSM-5では、「他の状況で話しているにもかかわらず、話すことが期待されている特定の社会的状況（例：学校）において、話すことが一貫して出来ない」こととあります。そして「その障害は、コミュニケーション症（例：小児期発症流暢症／注1）ではうまく証明されず、また自閉スペクトラム症、統合失調症、または他の精神病性障害の経過中にのみ起こるものではない」とあります。

　したがってB子さんは自閉スペクトラム症を持っているので、DSM-5での診断基準上は選択性緘黙とは言えなくなります。

● 不安だけでは説明出来ない

　自閉スペクトラム症を持つ人は、コミュニケーションが苦手なことから、それを避ける手段として「場面緘黙」という方法をとるなど、単なる不安症状の一つとしてでは把握出来ない場合があります。

　中学生になったら喋ると言って、実際に中学生になると何事もなかったかのように喋り出した子、学校では演劇部で、演劇の時だけし

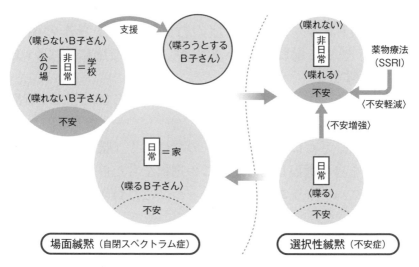

図2-2 場面緘黙と選択性緘黙
場面緘黙の場合、自分の意思で「喋る」「喋らない」を決めて喋らないこともある。

か話さなかったのに、今では結婚式の司会などの司会業をしている子などは、自閉スペクトラム症での「場面緘黙」です。ただ、自閉スペクトラム症を持つ人は、不安が強く、自閉スペクトラム症での「場面緘黙」も不安症と無関係と言い難いところはあります（図2-2）。

　B子さんは、学校ではニコニコすることで「コミュニケーションを避ける」ことを学習したので、学校ではこれからも話さないと宣言していました。しかし少量の抗うつ薬を使用してみたところ、学校での課題の取り組みも積極的になり、小声ながら言葉を発することが多くなってきました。確かに抗うつ薬は不安を軽減することを助けますが、服薬後のB子さんの変化は、不安の軽減だけでは説明出来ないものでした。

注1　小児期発症流暢症　ICD-10、DSM-Ⅳでは吃音症。DSM-5では、「小児期発症流暢症／小児期発症流暢障害（吃音）」と並記される。発達障害の一症状。

自閉スペクトラム症の特徴は、B子さんの場合、どこに現われていますか。どんな風に出ていますか。

「喋らない」ことを選択

 B子さんは「喋れない」のではなく「喋らない」ことを自ら選択しました。この選択をもたらしたのは自閉スペクトラム症の特徴の一つ「こだわり」でした。

● コミュニケーションの方法がわからない

　B子さんの自閉スペクトラム症の特徴で一番目立つのは「場面緘黙」即ち「喋らない」ということですが、この緘黙の質は発達とともに変化しているように見受けられます。4歳で保育園に入園した頃は、ベースに「コミュニケーションと人との相互作用の障害」があるものの、強い不安・緊張の影響もあったと考えられます。

　5歳になって、緊張だけでは理解出来ないこともあり、保育園の先生は保護者に報告されたのでしょう。この頃、家族や親戚とは普通に喋っていたということですが、親戚の知的障害の子どもとは喋らなかったと言います。その子を嫌っていた様子はなかったので、単にどう接していいかわからなかったためと考えられます。

● 「こだわり」は「学校へ行くこと」

　小学校でも「場面緘黙」は続きますが、「喋れない」から「喋らない」に質的に変化していきます。障害特性から「喋れなかったこと」が、「喋らなくてもやっていける」と学習して、代償行動としての「喋らない」という「場面緘黙」に変化しています。そしてこの「場面緘黙」

は「繰り返し」によって習慣化しているので、いわゆる「こだわり」と考えることが出来ます。また、もう一つの「こだわり」は「学校にいくこと」です。「場面緘黙」を生み出すほどの心的負荷がかかっているのですから、不登校になることが手っ取り早い解決策なのですが、B子さんにとっては学校に行くことが重要だったようです。

● 人との相互作用の苦手さ

B子さんが「場面緘黙」でいる間は代償的に心的負荷が軽減していたので、ニコニコして暮らしていたのですが、喋り出すようになって本来のコミュニケーションや人との相互作用の苦手さが前景に出るようになってきました。中学3年生の修学旅行では、どこのグループにも入れず、高校に進学しても対人関係をうまく作れずに退学することになりました。

緘黙以外にも日常生活では自閉スペクトラム症の特徴があったのかも知れませんが、お母さんが障害を認めたくなかったこともあって、その他の問題については話すことはありませんでした。

コラム 「喋ろう」と思ったら「喋れる」B子さん

● 喋らないB子さん

B子さんの「場面緘黙」はDSM-5で分類されている場面緘黙即ち「選択性緘黙」とは異なります。DSM-5の選択性緘黙は「不安症グループ」に入りますが、B子さんの場合、「不安」との関わり方が「不安症」とは少し違うようです。

おそらく自閉スペクトラム症から出た「緘黙」です。
　不安症の人は、「ある場面」で緊張したり、不安を覚えます。しかしその「場面」から外に出れば、「緘黙」は解消されます。あるいは、その場面にいても、SSRIなどの「抗うつ薬」で解消される場合が多くあります（表3－1「主な抗うつ薬」参照）。
　しかしB子さんの場合は、意識的に「喋らない」ようにしています。「喋らなくてもいい」場面に自分を置いています。これは不安というより「対人関係」に問題があり、他人とのコミュニケーションを拒んでいるのです。ここに自閉スペクトラム症の特徴が見えます。
　ですから、自ら「喋ろう」とすると、B子さんは「喋れる」のです。もちろん家の中にいて、家族とだけ話をしている方が楽です。不安も緊張もイライラも恐怖も起こりません。

● 喋れるB子さん
　B子さんの場合の「場面緘黙」解消は、すべてB子さんの頑張りにかかっています。そして残念ながら、お薬はあまり効果がありませんでした。抗不安薬・抗うつ薬の効果がない場合は、「不安症」ではなく「自閉スペクトラム症」であることを決定しています。うまく人前で喋れるようになっても、自閉スペクトラム症の場合、他の症状が顕著になる場合があります。
　ただ自閉スペクトラム症を根底に持つ「緘黙」の場合、喋れないのではなく、自分で「喋ろう」と決めれば「喋れる」のだということは知っておきましょう。

第2章　小学生——精神科への通院はこの頃？

自閉スペクトラム症の場合、どのような目的で薬物療法をするのですか。

薬の塩梅

自閉スペクトラム症を治す薬はありません。ただ和らげる薬はあります。有意義な人生を過ごすために、不安・うつ・イライラを抑える薬をうまく利用します。

● 症状を和らげる薬

　風邪かなと思って病院に罹った時を想像してみて下さい。検査をしてインフルエンザ（注1）だったら、受診したタイミングにもよりますが、インフルエンザウイルス（病因）そのものをやっつけるタミフル（注2）やリレンザ（注3）といった薬を処方されます。しかし普通の風邪のウイルスですと、ウイルス自体をやっつける薬はありませんから、処方されたとしても症状を和らげる薬です。たとえば、熱でしんどければ解熱薬を、咳でしんどければ鎮咳薬を処方されるなど、風邪が治るまでに少しでも楽に過ごせることを目的とします。

　自閉スペクトラム症の場合も原因に効く薬はありませんから、薬のタイプとしては後者に似た目的となります。従って、状態に合わせて様々な薬が用いられます。不安が強ければ、抗不安薬や抗うつ薬が、うつ状態ですと抗うつ薬などが使われますし、イライラが強いとまたその原因を考えて様々な薬が使用されます。

● 薬をうまく利用する

　風邪の場合との大きな違いは、一過性のものでなく生涯続くということです。生涯続くというのは、生涯薬を飲み続けないといけないと

いうことではありません。

　人生の中で薬が不要な時期もあれば、薬がある方が有意義な人生を過ごせる時期もあります。自分の人生をうまく進めていくために、薬をうまく利用することが大切です。

● 服薬すべき時にしっかり服薬

　児童心理治療施設（注4）に入所していた子の例をあげてみましょう。その子は自閉スペクトラム症を持っているだけでなく、親に万引きを強要されたり、ひどい暴力を受けたりして、中学1年生の時に入所して来ました。不眠やイライラが強く、入所中は気分安定薬、抗精神病薬、睡眠薬など複数の薬を服薬していましたが、退所後は減量して、2年に一度ぐらい何回分かの睡眠薬をもらいにくる程度になっています。服薬するべき時にしっかり服薬して、施設職員のサポートを受けながら、その時に取り組むべき課題にしっかり取り組めたことで今の彼があるのだと思います。

注1　インフルエンザ　influenza。ウイルスを病原とする気道感染症。インフルエンザの名は、16世紀のイタリアの占星術家が、この病因を星や寒気の影響（influence）としたことによる。インフルエンザの場合は病原がわかっているので治療法があるが、「かぜ」の場合は病原体が不明。直接効く薬はない。
注2　タミフル　タミフルは商品名。一般名はオセルタミビル（Oseltamivir）。インフルエンザ治療薬。副作用として異常行動がみられたため、厚生労働省は10代患者の使用制限を行ったが、調査の結果、タミフル服用と異常行動の因果関係を不明として、2018年5月より「差し控え」を解除した。
注3　リレンザ　リレンザは商品名。一般名はザナミビル（Zanamivir）。世界で最初に開発されたインフルエンザ薬。非経口経路投与に限られる。それ故、経口投与の薬剤より即効性がある。
注4　児童心理治療施設　軽度の情緒障害のある児童を短期間入所、あるいは通所させ、心理療法・生活指導を行う施設。入所の可否は児童相談所が判断。

「特別支援学級」について教えて下さい。

支援

かつて「特殊学級」と言われ、その対象が「心身の故障のある」者だったのが、平成19年4月から、「教育上特別の支援を必要とする」者に修正されました。

● 支援を必要とする児童・生徒及び幼児

　我が国の発達障害者支援においては、平成17年4月施行の発達障害者支援法、平成19年4月から実施された特別支援教育が大きな役割を果たしています。この特別支援教育で、今までの特殊学級に代わって、特別支援学級という名称に変更になりました。そしてその対象も、従来の障害に加えて、「その他心身に故障のある者で、特殊学級において教育を行うことが適当なもの」とされていたものが、「その他教育上特別の支援を必要とする児童・生徒及び幼児」に修正されました。

● 子どもの特性に合わせた学校生活

　この改正には、平成14年に行われた文部科学省の調査で、特別な支援を必要とする児童・生徒数が6.3パーセントであったことが影響したと言われています。

　教室では落ち着いて過ごせない子、人が多いのが苦手な子、一斉授業では付いて行けない子など理由は様々ですが、特別支援学級を利用することで、その子の特性に合わせて学校生活が送れる利点があります。発達障害を持つ子どもの特性は様々なので、それに対応してくれる、うって付けの制度と言えます。しかし、定員の都合などで入級出

来ない場合もあり、まだまだ対応が不十分なところも見受けられます。発達障害に対する先生方の理解も様々で、支援に熱心な学校とそうでない学校との差も日常臨床で感じるところです。

 B子さんは薬を飲むことを心の中では嫌がっていたのでしょうか。

服薬中断

 本人は服薬を拒んでいません。おそらくお母さんがB子さんの障害を認めたくなくて拒否したのでしょう。「服薬は病の証」として薬を拒否する人は多くいます。

● 薬の効果を実感、楽になった

　B子さんは薬の飲み始めも抵抗なく飲んでいましたが、効果が見られたにもかかわらず、服薬を中断してしまいました。薬を飲まなくなる人の中には、実際は効いていても効果を実感出来なくて止める人がいます。しかしB子さんは服薬していると楽そうで、自らも効果を実感していた様子でした。また服薬中断の別の理由としては、もう薬を飲まなくても大丈夫だろうと自分で判断する場合があります。
　また単に服薬するのが面倒で飲まなくなる人もいますし、障害を認めるのが嫌で服薬を止める人がいます。薬を飲むたびに障害者であることを自覚するのが辛いので飲みたくないと言う人もいました。中には副作用があるのに相談出来ず、我慢して飲んでいたけれど我慢するのが辛くなって止める方もいます。

● 障害を受け入れたくない

　B子さんの服薬中断の理由ははっきりせず、受診自体も中断してしまいました。高校を中退して久し振りに受診したB子さんの話を聞いて、服薬を中断した謎が解けた思いがしました。B子さん自身は障害を受け入れていたようですが、B子さんの話によると、お母さんは障害を受け入れられなかったようです。

　服薬を拒否したのはB子さん自身ではなく、お母さんだったのではないのかという考えが浮かびました。これは推測に過ぎないので、いつかB子さんに本当のことを聞いてみたかったのですが、その機会もなく転居されました。

「小声なら話せる」ようになった時、B子さんにはどのような変化が起きていたのですか。

頑張りたい

服薬で、不安・うつ・イライラから解放されたB子さんは、「喋ろう」と努力します。頑張りたいという気持ちが、周りのサポートもあって湧いてきたのです。

● 「喋らない」から「喋ってみよう」へ

　服薬を開始したB子さんは、家でも学校でも自発的に物事に取り組めるようになりました。Q2にあるように「喋らない」と決めていた言葉の面でも前向きで、言葉でコミュニケーションをとろうとする気持ちが出てきました。言葉でのコミュニケーションは苦手ですから、最初は小声で限られた範囲でしたが、次第に言葉でのコミュニケー

ションをとる範囲が増えてきました。

　また薬の効果だけでなく、周りに障害を理解してもらったことで、B子さんは安心して言葉でのコミュニケーションの試みが出来たのかも知れません。もうすぐ中学生ということも、頑張ってみようという気持ちにさせたのかも知れません。

　神経発達症を持っている子も頑張りたいという気持ちは皆と同じです。しかし、ハンディキャップのためにくじけそうになるかも知れません。頑張りたいと思った時のタイミングで、頑張れるように上手くサポートすることが肝心なのです。

「精神障害者保健福祉手帳」について教えて下さい。

デメリット

医師の診断書を各都道府県の精神保健福祉センターに提出。その判断を待ちます。この手帳によって税金の控除・減免等のサービス、就労支援が受けられます。

● 障害者と認定されたくない

　精神障害者保健福祉手帳は、各方面の協力を得て各種支援を受けやすくすることで、精神障害者の自立と社会参加の促進を図ることを目的としています。自閉スペクトラム症(ICD-10の広汎性発達障害に相当)は、ICD（国際疾病分類）で定められた疾病ですから、条件を満たせば交付されることになります。医師が診断書を作成し、精神保健福祉センター（都道府県単位、または政令指定都市に設置）が判断することになり

表2−1　精神障害者保健福祉手帳所持者へのサービス内容

○全国一律に行われているサービス	
公共料金等の割引	NHK受信料の減免
税金の控除・減免	所得税、住民税の控除、相続税の控除、自動車税・自動車取得税の軽減（手帳1級の方）
その他	生活福祉資金の貸付
	手帳所持者を事業者が雇用した際の、障害者雇用率へのカウント 障害者職場適応訓練の実施
○地域・事業者によって行われていることがあるサービス	
公共料金等の割引	鉄道、バス、タクシー等の運賃割引、携帯電話料金の割引、上下水道料金の割引、公共施設の入場料等の割引
手当の支給など	福祉手当、通所交通費の助成、心身障害者医療費助成
税金の控除・減免	軽自動車税の減免
その他	公営住宅の優先入居

＊自立支援医療（精神通院医療）による医療費助成や、障害者自立支援法による障害福祉サービスは、精神障害者であれば手帳の有無にかかわらず受けられる。
＊JRや航空各社は現時点では割引の対象になっていない。

ます。

　手帳を取得することで、税金の控除・減免などのサービスが受けられます。発達障害を持っている人は就労支援を受けるために手帳取得を希望されることが多いようです。サービス内容は地域によって異なりますので、地域ごとに問い合わせるとよいでしょう（表2−1）。

　就労支援のために取得する人は、高校卒業にあたり高校3年生で取得する方、大学在学中に取得する方、就職活動をしてみて上手くいかなかった時に取得する方、就職はしたもののトラブルで辞められた方々など様々です。手帳を取得するデメリットはなさそうですが、取得されない方の理由で多いのが、認定された時の心の負担です。

高校を中退し、「手帳」を申請しようとして、母親と別れて父親の所へ行こうとしたB子さんは、何を目指していたのでしょうか。

障害と付き合う

 「喋ること」を決意した時、B子さんは母親の呪縛から解かれました。B子さんは障害とともに歩んでいく道を自ら選んだのです。

● 母との別れ、病気のせいにしない

　B子さんは高校は中退したものの、検定を受けて大学に行きたいという希望を持っていました。同じ自閉スペクトラム症を持つ友人の勧めもあって、とりあえず精神障害者保健福祉手帳はとっておこうと思い受診しました。

　B子さん自身は障害と付き合いながらやっていこうと思っていたようですが、お母さんは障害を認めることが出来ず、B子さんの思いを汲み取れなかったようです（図2-3）。

　ここからは推測ですが、B子さんはお母さんに手帳を取得しようとしていることを話したかったのかも知れません。しかしおそらくお母さんはそれには反対することでしょうし、また「病気のせいにしている」などとB子さんを傷付けることを言うでしょう。

　B子さんが「結局、お母さんには障害のことはわかってもらえませんでした」と言ったのは、お母さんとの決別の気持ちだったのでしょう。

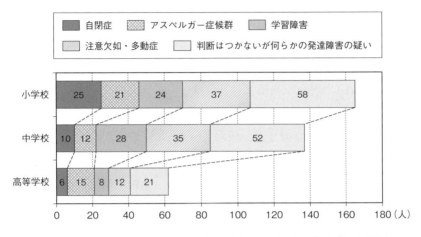

図2-3 入学後に発見された発達障害が疑われる児童生徒数（障害種別）
（平成26年度）

本表に記載した児童生徒数は、調査した学校において把握していた数の合計であり、障害種が重複して計上している学校、障害種別の数を未整理としている学校がある。
調査データは19都道府県、31市町村の教育委員会より提供されたものを基礎としている。
総務省の調査結果（平成29年発行）より改変引用。

コラム 自閉スペクトラム症の「スペクトラム」

● 正常と疾患

　自閉スペクトラム症というのは1つの精神疾患なのですが、疾患としてはっきりとしたものではなく、正常と疾患と区別のつかない曖昧なものと理解している人が少なくないように思われます。これはスペクトラムを正常と疾患との連続体とイメージすることによる誤りです。ではDSM-5での「スペクトラム」とはどういう意味なのでしょうか。DSM-5ではわざわざスペクトラム*spectrum*とイタリックで書いて説

明しています。

● 2つの中心症状
　自閉スペクトラム症というのは、人と人とのコミュニケーションと相互作用の生来的な（持続的な）障害と、行動、興味、活動の限局した繰り返し傾向（パターン）というのが疾患としての中心的な病像としてはっきり存在するのです。そしてこの中心像は、その重篤さ、発達水準、年齢や環境によって様々な形で現われます。疾患への上手な介入は、自閉スペクトラム症であることを覆い隠すことさえあるのです。
　諸条件によって疾患の現われ方が様々であるためスペクトラム（一連のもの）という言葉を使っており、自閉スペクトラム症というのは、"自閉"が様々な現われ方をしている精神疾患で、この"自閉"の本態がDSM-5の2つの中心症状ということなのです。

第3章

中学生

―― 思春期真っ只中

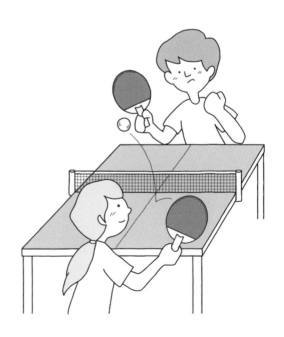

C男くん

- 初診時年齢　14歳（中学2年生）
- 診断　自閉スペクトラム症

● 「面倒くさい」「適当でいい」

　C男は中学2年生の3学期に勉強への意欲が乏しいということで母親と受診しました。礼儀正しく挨拶をし、むりやり連れて来られた時の拒否的な態度はみられませんでした。しかし勉強に対する意欲がわかないことをC男自身が悩んでいる様子はありませんでした。

　保育園の時はじっとしていることが出来ず、列にも並ばない、物を放り投げるなどするため、椅子に縛り付けられることもあったようです。保育園の時から友だちとのトラブルが多くありました。誰にでもちょっかいを出して、相手との関係を持とうとするので、友だちとのトラブルに発展しやすいのです。

　小学3年生の時には友だちにけがをさせることもあり、両親ともども先生に怒られることが多くありました。両親は躾（しつけ）が悪いと注意されたことで、家に帰るとさらにC男に厳しく当たります。特に父親はかなり厳しく、時には手が出ることもありました。

　小学4年生の時は、常にイライラした様子がみられていました。何でも自分の思い通りにしようとするところがあり、思いが通らないと乱暴な行動をとって、関係のない子にも八つ当たりすることがありました。授業の課題には取り組もうとするのですが、丁寧な作業が出来ずに、すぐに止めてしまいます。家での勉強は親がつきっきりでみており、小学5年生からは親が中学受験のことも考えて塾に通うようになりました。それでも学校での態度は変わらず、「面倒くさい」「適当

でいい」という言葉が口癖のように出て来ます。授業中の課題は、やらなければならないことはやるのですが、先生の説明を聞かずに自分勝手にやってしまい、あとは話を聞かずに遊んでいます。

　小学6年生になってもあまり改善はみられませんでした。授業中では他の人が発言している途中でも、自分が思い付いたことを大声で言ってしまいます。教科によって、また時間によってもやる気にムラがあって、集中出来る時とそうでない時の差が目立ってきました。相変わらず言葉遣いは乱暴で、友だちとは仲良くしたい気持ちはあるのですが、乱暴な言葉やよけいな一言でトラブルになってしまいます。また人から言われたことや、されたことに対して、許せない気持ちになって物に当たることが多くなってきました。

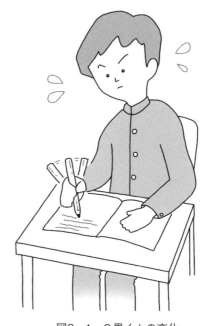

図3-1　C男くんの変化
中学生の時は出来なかったが、高校生になってノートを取るようになった。高校はC男くんにとって居心地のいい場所であった。

● 「学校が嫌になった」「あいつらに仕返ししたい」
　中学校は地元から離れて中高一貫の私立学校に入学しました。親が選んだ学校ですが、特に文句を言うこともなく通っていました。中学1年生の時は、周りが大人しい生徒ばかりだったので目立ったトラブ

ルはありませんでした。クラブ活動は科学部に入部して、特別支援学級に通う中学3年生と仲良くなり、休み時間には特別支援室を訪れるようになりました。

　中学1年生の2学期からは、卓球部にも入部しました。卓球部は中途入部者も大歓迎だったので選んだとのことでした。C男は卓球の練習態度があまりよくなかったので、真面目な女子部員から非難されるようになりました。クラブ活動の女子との不仲がクラスの女子との関係にも影響して、中学2年生の夏頃には、「学校が嫌になった」「あいつらに仕返ししたい」と言うようになりました。

　学習面については、中学1年生の時から提出物を出さないということが目立っていました。それで1、2学期の成績は下から2番目でしたが、担任の先生と家庭の間で交換ノートを作って、翌日の時間割や提出物などをチェックすることで、少し成績は上がりました。しかし中学2年生になっても自ら提出物に注意することはありませんでした。

● **自閉スペクトラム症の可能性**

　C男は小学校の時には学童保育（注1）にも通っており、そこは中学生になった子どもたちのためにも居場所を提供してくれていました（図3-2）。C男もしばしばそこに通ってスポーツなどを楽しんでいましたが、中学2年生になると、公立校に移りたいと話すことが多くなりました。それを気にした学童保育の先生が、地元の教育相談所にうまく繋いでくれました。親に対しては自閉スペクトラム症の可能性とその対応についての助言がなされました。

　同時期に学校の方でも、提出物が出せないこととそれに関連して嘘をつくこと、クラブ活動での人間関係への対応について、教員とスクールカウンセラーとの会議がもたれ、自閉スペクトラム症の可能性があ

第3章 中学生──思春期真っ只中

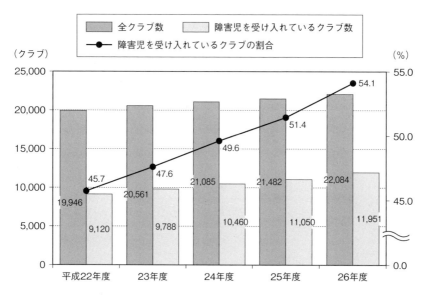

図3-2　障害児を受け入れている放課後児童クラブ数の推移（平成22年度〜26年度）
厚生労働省の資料に基づき、総務省が作成した資料より改変引用。

るため、それに即した対応をしようと申し合わされました。そして地元の教育相談所からも学校からも医療機関への関わりを勧められ、しかも同じ病院を勧められたので受診したとのことでした。

● 「いらつき」を抑える薬

　C男は態度には表わさなかったのですが、周囲から「病気にさせられている」という不満はあるようでした。勉強に対してはやる気が起こらないというより、やるつもりはないという感じでした。それでも何とか登校はしており、学校での学習とは関係なく歴史の本などを読んだりしていました。ちょっとしたことでも「いらつき」を覚える状態というのは、小学校の時から変わらなかったのですが、中学2年生

表3-1　主な抗うつ薬

種　類	一般名	商品名
SSRI （選択的セロトニン取り込み阻害薬）	パロキセチン	パキシル
	フルボキサミン	ルボックス
		デプロメール
	セルトラリン	ジェイゾロフト
	エスシタロプラム	レクサプロ
SNRI （セロトニン・ノルアドレナリン再取り込み阻害薬）	ミルナシプラム	トレドミン
	デュロキセチン	サインバルタ
	ベンラファキシン	イフェクサーSR
NaSSA （ノルアドレナリン・セロトニン作動性抗うつ薬）	ミルタザピン	リフレックス
		レメロン

の2学期の終わりぐらいから「いらつき」を自覚して薬（抗うつ薬／表3-1）を飲むようになりました。それからは「いらつき」も減り、学校生活が少し楽になったようです。勉強は相変わらず意欲的に行うことはありませんでしたが、何とか中学は卒業し高校に進むことが出来ました。

　高校は自主性を重んじる校風であったため、先生の干渉が少なく、C男にとっては居心地のいい場所だったようです。勉強に対しては意欲的というほどではありませんでしたが、ノートも取るようになりました。これは中学校時代にはなかったことです（図3-1）。「いらつき」の薬も毎日は飲まずに、しんどくなった時に飲むだけで何とか穏やかに過ごせるようになりました。

● 自衛隊に応募

　しばらく通院は途切れがちになっていたのですが、高校1年生の夏休みの中ぐらいから気持ちが落ち込み、夜もあまり眠れずボーッとして過ごすようになり、自ら母親に「病院に行きたい」と訴えました。それで、抗うつ薬を開始して気分も持ち直したためか、高校1年生の12月からは再び通院が途切れてしまいました。その頃も勉強はやるつもりもなく、成績は散々でしたが、そのことは全く気にかけていないようでした。

　久しぶりの受診は大学2年生の夏のことでした。地方の大学の薬学部に入学したのですが、大学1年生の後期の終わりぐらいからは、勉強以外のことも出来なくなってきたと言います。大学2年生の5月ぐらいからは、好きなゲームもせずにボーッとテレビを見ているだけだったとのことでした。

　そこで高校生の時と同じように抗うつ薬を飲み始めると、徐々に気分は改善してゆきました。これで学校も続けることが出来ると思ったのですが、11月には意外な進路変更を告げられました。C男は大学をやめて、自衛隊に応募しようと言うのです。

● 「他人のためなら働けるかな」

　C男の思いは、「自分のためには働きたくない。他人のためにもあまり働きたくないけど、まだ他人のための方が働けるかなと思って。それなら自衛隊かな」ということでした。

　最初の受診のきっかけは、学習の意欲が乏しいということでしたが、最後にC男の本当の苦しみを教えてもらった気がします。

注1　学童保育　授業終了後に、保護者のいない家庭に対し、適切な"場"を提供し、児童の健全な発達を促す保健事業。放課後児童クラブもその一環。

C男くんの10歳頃から始まった「イライラ」は、どこから来ているのでしょうか。

抽象的な考えが苦手

 子どもの「うつ」は気分の落ち込みより、イライラが目立ちます。原因の多くは、高学年になって、人と人との関わりから「何かが違う」と感じた時に起こります。

● **神経発達症**

　小学4年生頃からは、学習内容が一段と抽象的になってきます。そこで神経発達症で抽象的な考えが苦手なタイプの子は、この頃から「いらつき」をみせることがよくあります。もともとの原因が、勉強であっても生活全般にわたって「いらつき」をみせることが少なくありません。しかしC男くんの場合は勉強嫌いではありましたが、勉強にはそれほど困っている様子はありませんでした。

　「イライラ」の原因で多いのは、自分の思いと違うことが起こった時にみられるものです。日常生活を送る中では、自分でも意識出来ないほどの思いの違いが無数にあります。

　ある子どもの例では、トーストの焦げ目の付き具合が自分の思ったのと違うだけで「いらつき」を覚えていました。自閉スペクトラム症を持つ人は、人と同調することが苦手なので、人との関わりの中では、ますます「いらつき」の種が増えることは容易に想像出来ることでしょう。小学校も高学年になると、人と人との関わりも低学年ほど単純ではありませんので、そのこともイライラが目立ってきた一因である可能性があります。これはC男くんにも当てはまることでしょう。

● 気分障害

　それに加えて、C男くんは気分障害（注1）を併せ持っている可能性を考えなければなりません。子どものうつの場合は、気分の落ち込みはあまりなくて、「いらつき」が目立つことがあるからです。実際にC男くんは、高校1年生の時にうつ状態になっていますので、小学校の時にみられたイライラがうつ状態と関連している可能性があります。これはいわゆる二次障害としてのうつ状態（注2）とは別に考えておいたほうがよさそうです。

注1　気分障害　感情障害とも言う（ICD-10）。うつ病、双極性障害は、この障害。精神的疾病。
注2　いわゆる二次障害としてのうつ状態　「発達障害」の二次障害は、「うつ病」「不安障害」等々、色々現われるが、この場合は、小学生時代からずっと抱えているものなので、二次障害かどうか、診断を誤らないよう注意する必要がある。

C男くんは他生徒と仲良くしたいにもかかわらず、その言動がトラブルを招き、相手を許せなくなってしまうのはなぜでしょうか。

人と関わりたい

C男くんには相手の気持ちが見えないのです。相手が嫌がることをしても、喜んでいると思い込んでいます。しかしよく説明してあげることで問題は解決します。

● 許せない

　自閉スペクトラム症を持つ人は、人との関係を作るのが苦手です。

しかし苦手だからと言って、人付き合いが嫌いな訳ではありません。もちろん人付き合いが嫌いな人はいますが、私の日頃の臨床経験からは、むしろ人付き合いが苦手でも人と関わりたいと思う人の方が多いと感じます。性格の問題で、人との関わりが苦手なために、人と関わりたいと思っても関わりを避けてしまう人がいます。

その一方で、人との関わりが苦手にもかかわらず、積極的に人と関わろうとする人がいます。後者の子どもの場合は、その関わりは「ちょっかい」と受け取られることが多いのです。友だちになりたい子の後ろからしきりに背中をつついたり、その子の筆箱を持って逃げたり、いきなり抱きついたり、といった具合です。

そしてたとえば、筆箱を取られた子が追いかけてくると、自閉スペクトラム症を持つ子はそれが楽しいのです。しかしやられた方は嫌なので、当然その子を遠ざけようとします。自閉スペクトラム症を持つ子にとっては「友だち付き合い」なのに、相手から反撃を食らう訳ですから、相手を許せなくなってしまうのです。

● 「一緒に遊ぼう」

友だちになりたいと思うことは大事なことですが、ここで問題なのは友だちになるための方法が間違っていることです。まずは自分がやっていることは、相手にとっては嫌なことだということを理解してもらうことです。自閉スペクトラム症を持つ子は、直感的に理解出来ないのが特性ですが、頭で理解することは可能ですので、介入のためには一つひとつの問題ごとに丁寧に説明することが大切です。次に忘れてはならないのは、正しい方法を教えてあげることです。たとえば、友だちになりたい時は、「一緒に遊ぼう」と「声かけ」をするといいよ、と、ごく普通のことを言ってあげることです。

第3章　中学生──思春期真っ只中

 自閉スペクトラム症の可能性を考えることがC男くんへの対応を再検討するきっかけになっていますが、自閉スペクトラム症という視点はC男くんの理解にどのように影響したのでしょうか。
診断の告知

 C男くんの場合、「病名」が付くことで、つまりイライラは「病気のせい」と知って両親が安心したように、周りの人もC男くんとの付き合い方を学びました。

● 我慢している

　自閉スペクトラム症を持っている子どもの行動は、自分本位のわがままにみえることがあります。友だち付き合いの一環で相手にちょっかいをかけるのですが、同じことを相手からされると怒り出します。思い通りにならないと癇癪を起こして物を壊したり、暴力を振るったりします。もちろん自閉スペクトラム症を持つ子どもがすべてこのような行動をとる訳ではありませんが、C男くんは特に小さい頃にこのような行動が目立っていました。

　小学校の高学年頃からは行動化（注1）は少し減ったようですが、相手の立場でものを考えるように成長したのではなく、我慢しているだけに過ぎません。そのため常にイライラするようになりました。

● 医療に繋ぐ

　地域では学童保育の先生が発達障害ではないかと気にかけながらC男くんを見守っていましたが、なかなか医療に繋げる機会がありませんでした。C男くんが通っていた中学校は発達障害の支援に理解のあ

75

る学校でしたので、いずれ医療に繋げようという心づもりがあったようです。それが図ったようなタイミングで医療に繋げる動きになりました。

● 「病名」がつく

病院では、まず診断ということになります。すべての事例で診断を告知する訳ではないのですが、Ｃ男くんの場合は本人と両親に告知をしています。ご両親は躾が悪いと責められたこともあり、Ｃ男くんの問題行動が障害特性（注２）からくるものだと知りほっとしたようです。それでＣ男くんを責めることも少なくなりました。中学校でもＣ男くんをやみくもに怒るのではなく、特性にそった対応をしてくれるようになりました。中学校では教科ごとで先生が変わるために、Ｃ男くんに複数の先生が関わることになります。「病名」がつくと、先生間の共通認識が出来て、Ｃ男くんに一貫した対応が出来るのも利点の一つです。

Ｃ男くんは病人扱いされることに抵抗はありましたが、周りの理解で学校生活が前より楽になったようでした。困ったことがあると、自ら病院にも足を運んで相談してくれるようになりました。

注１　行動化　無意識に、自分を防御するために、自制心を失い、他者に怒りをぶつけたりする行動。多くは「反社会的」とみなされる。
注２　障害特性　発達障害において、その障害の特性は、生まれつきの脳の機能障害と言われてきた。しかし現在は、障害をその人の"個性"とみる見解が示され、「少数派を排斥しない」という方向にある。

第3章 中学生——思春期真っ只中

薬で「いらつき」が治まるのはどのような場合ですか。

抗精神病薬・気分安定薬・抗うつ薬

まず、「いらつき」の原因を考え、「いらつき」がどこから起こっているのか、何で起こっているのかで、薬を考えます。薬は本人を楽にする場合が多くあります。

● 学習困難の軽減

Q1でも述べたことですが、「いらつき」には様々な原因があります。したがって「いらつき」を抑える薬は一つではありません。「いらつき」を抑えるためには、その原因を考えて薬を選ぶことになります。

たとえば学習困難からの「いらつき」であれば、その「いらつき」を減らすためには学習困難を軽減すればいいことになります。何らかの神経発達の特性が学習の妨げになっていることがあって、場合によっては薬で解決出来ることもあるのです。

● 積極的な薬物療法

また自分の思いと違ったことが起こる場合の「いらつき」についてですが、不機嫌になったり暴力的になったりすると周りも困ってしまうので、薬への期待が大きく、治療対象になります。この場合、抗精神病薬（表3-2）や気分安定薬が使用されます。薬での治療は、周りが助かるだけでなく、なにより本人が楽になるので、嫌がらずに積極的に薬物療法を考えた方が良いと思われます。

表3-2　主な抗精神病薬

種類	一般名	商品名
フェノチアジン系抗精神病薬 (定型抗精神病薬)	クロルプロマジン塩酸塩	ウインタミン／コントミン
	レボメプロマジン	ヒルナミン／レボトミン
	フルフェナジン	フルメジン／フルデカシン
ブチロフェノン系抗精神病薬 (定型抗精神病薬)	ハロペリドール	セレネース
	ブロムペリドール	インプロメン
	ピパンペロン塩酸塩	プロピタン
ベンザミド系抗精神病 (定型抗精神病薬)	スルピリド	ドグマチール／アビリット
	ネモナプリド	エミレース
セロトニン・ドーパミン遮断薬 (非定型抗精神病薬の一つ)	リスペリドン	リスパダール
	ブロナンセリン	ロナセン
多元受容体作用抗精神病薬 (非定型抗精神病薬の一つ)	オランザピン	ジプレキサ
	クエチアピンフマル酸塩	セロクエル
	クロザピン	クロザリル
ドーパミン受容体部分作動薬 (非定型抗精神病薬の一つ)	アリピプラゾール	エビリファイ

＊定型は従来の精神病薬。非定型は新世代型。非定型は「うつ病」にも効果があるという。

● **子どもの「うつ」は活動的**

　もう一つ重要なのは、気分障害からくる「いらつき」です。子どものうつの中には、常にイライラして不機嫌で、時に癇癪を起こしてしまうタイプのものがあります。総じて子どものうつは、大人よりも活動的で、「いらつき」をみせることが多いのです。気分安定薬や抗うつ薬で治療をします。

　他には、AD／HDの多動が止められなくてイライラする子もいます。いずれにしても、まずは「いらつき」の原因を考えることが重要です。

「抗うつ薬」はＣ男くんの不調に対して効果があったようですが、Ｃ男くんはストレスでうつ状態になっていたのでしょうか、それともうつ病に罹っていたのでしょうか。

うつ病と「いらつき」

元々うつ病だったのか、自閉スペクトラム症のいわゆる二次障害として「うつ状態」になったかの判断は重要です。Ｃ男くんの場合は、うつ病だったと考えられます。

● いわゆる二次障害の「うつ」

　ストレスからのうつ状態とうつ病の線引きは難しく、最近ではあまり区別しない傾向にあるようです。しかし、出来るだけ分けて考えるようにする方が、Ｃ男くんに対する理解が深まると思います。

　自閉スペクトラム症を持つ人は対人関係を作ることが苦手ですので、学校生活はストレスになります。周りとも仲良く出来て、対人関係に問題がないようにみえるタイプの子でも、かなりのストレスを感じています。そのストレスが続いてうつ状態になったものが、いわゆる二次障害によるうつ状態です。これはストレスを溜めて破綻した状態ですので、抗うつ薬を使ってもなかなかすっきりとは改善しません。

● うつ病と抗うつ薬

　Ｃ男くんの場合は、あまり原因がはっきりせずに、抑うつ気分が現われて活動性も低下していますが、抗うつ薬を服用すると比較的すみやかに回復しました。ですから先のいわゆる二次障害のものとは違うような感じがします。Ｃ男くんは自閉スペクトラム症の他に、うつ病

も持っていた可能性があります。そう考えると小学校の時の「いらつき」は、うつ病と関係があったのかも知れません。

Q6 「他人のためなら働けるかな」という言葉から、学習や仕事に対するＣ男くんのどのような首尾一貫した姿勢ないし思いが読み取れますか。

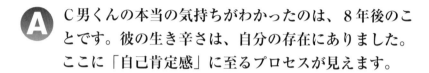
「自分のためなら」……したくない

A Ｃ男くんの本当の気持ちがわかったのは、８年後のことです。彼の生き辛さは、自分の存在にありました。ここに「自己肯定感」に至るプロセスが見えます。

● 少量の抗うつ薬の効果

　自閉スペクトラム症を持つ人の中には、学習意欲が起こらない人がいます。その人たちの中には、うつ病というほどではないのですが、少量の抗うつ薬を持続的に服用していると少しずつ学習に向きあえるようになる人もいます。一方では、学習に全く興味を示さない人もいて、この人たちは薬にはあまり反応しません。

　Ｃ男くんの場合は、後者とも違って、勉強することに強い抵抗を示していました。その意味がわかったのは、Ｃ男くんの初診から８年ほど経ってからのことでした。

● 「やる気」を自ら拒否

　「自分のために何かをすることへの拒否」が、Ｃ男くんのこだわりだったのです（図３-３）。学習はしない、クラブ活動をやってもいい

第3章　中学生——思春期真っ只中

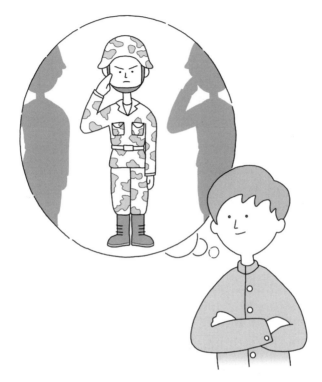

図3-3　C男くんは、なぜ自衛隊を目指したか
　C男くんの「他人のためなら働けるかな」という言葉は重い。大学を中退して自衛隊に入ろうとしたのは、「自分のために何かをすることへの拒否」の具現化であった。この言葉には実存的な深さがある。

加減など、何ごともやる気がない今までのC男くんの態度の根底をやっと知ることが出来ました。

　自閉スペクトラム症を持つ人たちの生き辛さは、測り知れないものがあります。C男くんにとって「他人のため」に何かをすることは、やがては自己を経由して最終的に自己肯定感に至るプロセスなのかも知れません。

D子さん

・初診時年齢　14歳（中学3年生）
・診断　自閉スペクトラム症

● 無関心

　D子は中学3年生の夏休みに入る直前に、お母さんに連れられて受診しました。

　中学3年生の6月の終わり頃から学校に行かなくなったので、大学病院に相談に行ったところ、こちらの病院を勧められたとのことでした。初めて受診した時のD子は、顔を横に向けて座っていました。あからさまな抵抗を示しているというより、無関心といった様子で、こちらの質問に対しては、時々ぶっきらぼうに答える程度でした。

　幼稚園の時は、お遊戯会などの行事に行き渋りがみられたぐらいで、その他のことでは大きな問題はなかったようです。小学校の時も、宿題をしないということ以外、目立ったエピソードはありません。中学1年生の時は、クラブ活動は吹奏楽部に入部して、普通に学校に通っていました。

● 不登校

　しかし何があったのかわかりませんが、クラブ活動で友だちとトラブルがあって部活をやめてしまいました。また、中学2年生からは、やはり何が原因かわかりませんが、遅刻することが多くなってきました。そして中学3年生の6月の終わり頃から、学校に行かなくなりました。

表3-1　主な睡眠薬

種類	一般名	商品名
超短時間型（半減期が2〜4時間）	ゾルピデム	マイスリー
	トリアゾラム	ハルシオン
	エスゾピクロン	ルネスタ
	ゾピクロン	アモバン
短時間型（半減期が6〜12時間）	ブロチゾラム	レンドルミン
	ロルメタゼパム	ロラメット、エバミール
	リルマザホン	リスミー
中時間型（半減期が12〜24時間）	フルニトラゼパム	ロヒプノール、サイレース
	ニトラゼパム	ベンザリン、ネルボン
	エスタゾラム	ユーロジン
長時間型（半減期が24時間以上）	クアゼパム	ドラール
	フルラゼパム	ダルメート、ベノジール
	ハロキサゾラム	ソメリン

＊超短時間型睡眠薬を睡眠導入薬と呼ぶ。

● 「だるい」

　D子によると、「だるいから」学校に行かないと言います。夜は9時頃には布団に入るのですが、寝付くのは11時か12時になります。朝はお兄ちゃんが学校に行くので、一旦は起きて再び寝て、起きるのはお昼頃になります。

　2回目以降の診察は、きちんと受診するのですが、診察室では全く喋りません。しかし家では、「眠れないのでお薬が欲しい」と言っていたようなので、睡眠薬（表3-1）を処方することにしました。夏

休みは、家で趣味のピアノを弾いたり、テレビを見たりして過ごしています。ただ、ドラマのストーリーを追うのが苦手なので、テレビでドラマを見ることはありません。

● 「眠剤」の効果

2学期に入ってもすぐには登校は出来ませんでしたが、週に3回1時間ほど先生が家に来てくれます。その時は先生と話をすることが出来ていま

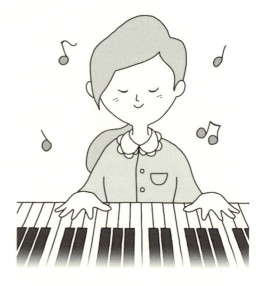

図3-1　パジャマのままでいいの？
　一日中、パジャマで過ごすことに、抵抗がないD子さん。「だって着替える必要ないんだもん」。

す。母親によると、眠剤もちょうどいい感じに効いていて、「学校に行きなさい」と言わなければ落ち着いていると言います。

9月半ば頃から、週3回学校に通うようになりました。教室には入ることは出来ませんが、別室で勉強をして過ごしていました。またちょうどその頃から、短い受け答えでしたが、診察室でも機嫌よく話をするようになりました。

そして週3回の登校でしたが、自ら進んで学校に行くようになりました。ただ学校に行かない日はずっとパジャマを着たまま1日を過ごしていました。「着替える必要がないから」というのが理由です（図3-1）。3学期になっても週3回の登校は続いており、高校は通信制の学校で音楽が勉強出来る所へという目標が出来ました。2月頃か

らは、学校に行かない日もパジャマを着替える日が増えてきました。

● リストカット

　中学を卒業し、普通の通信制高校に進学しました。学校の課題もきちんとこなし、アルバイトもしながら、問題なく元気に過ごしているように見えました。ところが翌年の２月に、眠剤を２週間分まとめて飲むということがあり、リストカットの跡も見られました。D子に薬をたくさん飲んでしまった理由を聞くと、「気分です」とだけしか答えませんでした。

　その後は、４月から音楽コースのある学校に転校が決まったためか、元気に過ごしていました。リストカットは「リストバンドで隠せなくなったので止めた」とのことでした。

● 要領よく話せない

　好きな音楽が出来る学校に転校して楽しく過ごしていましたが、自ら率先してバンドを組んでみたものの上手くいかなかったりするなど、色々と対人関係のストレスは感じているようでした。

　病院も定期的に母親と通院していたのですが、転校した年の12月の診察からは一人で通院するようになりました。自分の状態を要領よく話すことは相変わらず苦手で、一人で通院するようになって３回目の診察の時には以下のことを紙にまとめて書いてきました。

・人がいると食欲が失せる（相手による）。
・ストレスを溜めやすいらしく、爆発した時ヤバイ。
・苦手な人がいると、手が震えたり寒気がする（緊張あるいは相手がコワイ）。

・自分が少し後ろから見ているような時がある。
・「うつ」までいかないけど、「ゆううつ」みたいになることが多くてバイトを無断欠勤しちゃったりする。何しても楽しくない。やる気が起こらない。
・バイトとかで身体（精神的に）が疲れるとすぐに寝てしまう。
・自覚はないが、集中していたりすると、かるく殺気が出ているらしい。こわいらしい。
・頼りない大人が多過ぎる。

● 6年後、24歳

　そこで薬を再調整しました。その後は多少の気分の浮き沈みはあるものの、大きな問題はなく高校を卒業しました。卒業後は他府県の専門学校に進学するため転院することになりました。

　それから6年経って、再び受診したのは24歳の時でした。専門学校の2年目ぐらいまでは通院していたようですが、それからは通院していなかったようです。それでも無事に専門学校を卒業し、卒業後は飲食店のアルバイトを掛持ちしていました。

　久し振りに受診したのは、勤めているカフェが忙しくなると手が震えるというのが理由でした。その時勤めていたカフェは、勤め始めて3年目になり同僚にも信頼されていました。飲食店でもまれてきたこともあってか、言葉使いも丁寧で、お客さんのことを考えて接客している様子が窺えました。

　しばらくは通院しながら同じ仕事を続けていましたが、その後は本来したかったモデルの仕事の機会を得て、楽しく日々を送っています。

D子さんは小学校の時は「宿題をしない子」、中学校では「だるい」ため不登校になっていますが、これはなまけていると考えてよいのでしょうか。

なまけ

 自閉スペクトラム症を持つ人の場合、そもそも宿題を出されていることが頭に入っていなかったり、人と会いたくないので、「だるい」と不登校になったりします。

● 本当になまけている？

　生徒のなまけをみたら、本当になまけているのか、もしなまけているとしたら、なぜなのかを考えることは必要なことです。そのことがなければ、何の改善策も見出せないからです。

　これはその生徒が自閉スペクトラム症を持つ、持たないにかかわらず言えることだと思いますが、自閉スペクトラム症を持つが故の原因とはどのようなものなのでしょうか。

● 宿題があったの？

　自閉スペクトラム症を持つ子どもで、宿題をしない子は珍しくありません。

　そもそも「しない」以前に、何が宿題なのかがわからない子がいます。宿題が出された時に他のことを考えていて、先生の話に注意が向いていないなど様々な原因があって、宿題が出されたことを知らないのでしょう。あるいは宿題自体に関心がなく、ただ聞き流しているのかも知れません。

また宿題の内容に問題があることがあります。たとえば、書き写しの課題に対しては、ただ書き写すだけだから意味がないと考えてやらない場合もあります。
　特に中学生ぐらいから目立つのは、テストで点を取っているから宿題はやる必要がないと考えたりします。そして課題に対しては、提出していないので点数を取れなかったのですが、そのために、自分が考えていたより成績が悪くて憤慨したりするのです。
　勉強が苦手なため通常の課題がこなせないので、最初から手を付けない子もいます。様々な理由で「宿題をしない子」になっている可能性があるので、ただ単に叱責するのではなく、自閉スペクトラム症の特性を考えて、それぞれの対応に当たらなければなりません。

● 「だるいから」の理由
　「だるい」に関しては、本当にだるい場合があります。自閉スペクトラム症では、人と自然に付き合うのが苦手なので疲れやすいことが多いのです。また不登校の原因を自分ではある程度わかっていても、言葉で伝えるのが苦手なため、「だるいから」の一言で済ますこともあります。
　自閉スペクトラム症を持つ人も、もちろん人間ですから一部にはなまけ心があるかも知れませんが、すべての原因を「なまけ」に求めるのではなく、障害特性を含めた様々な角度から原因を考えることが必要です。

第3章　中学生——思春期真っ只中

 D子さんに強い睡眠障害はなさそうにみえますが、睡眠薬で心が落ち着いたのはどうしてでしょうか。

睡眠薬

 抗うつ薬でまず気分を落ち着かせ、それから適切な睡眠がとれるかどうかみてゆこうと思ったのですが、本人の希望で、睡眠薬となり、効果がありました。

● 方向転換

　初診時は9時頃に布団に入っても2時間から3時間は眠れず、すっきり目覚める様子もなかったので抗うつ薬を少量処方しました。すると少し気分が高揚し、夜中の12時に歌い出したりして、余計に眠れなくなってしまいました。
　D子さん自身が睡眠薬を希望したこともあり、睡眠薬を処方しました。抗うつ薬で気分を落ち着かせて、適切な睡眠を取ってもらおうというところから、直接に睡眠薬で眠ってもらおうという方向転換となりました。

● 昼間の覚醒

　神経発達症の人の診察をしていると、睡眠が上手く取れない人に出会うことがよくあります。そして睡眠を上手く取ってもらうことで、昼間の覚醒もしっかりして気分も落ち着いてゆくことがよくあります。
　たとえば、昼過ぎまで寝てしまうような寝すぎる人（過眠症）に睡眠薬を使ってみると、何とか昼までにすっきり起きられるようになったりすることもあります。

午前中にすっきり目覚めることが出来れば、午後の時間が活動に使えるので、その差は大きいのです。
　D子さんも適切な睡眠が取れることで、昼間も少しずつ活動出来るようになりました。

Q3 D子さんの年齢は、おしゃれに興味を持つと思いますが、一日中パジャマで過ごすというのはD子さんが「面倒くさがり」だからでしょうか。

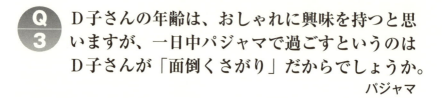
パジャマ

A この場合も「なまけ」というより、一日中家にいるならパジャマで過ごしてもいいのでは？　ということで、理にかなっています。「面倒くさがり」ではありません。

● 理にかなっている
　D子さんは通院し始めてしばらくして、学校に行かない日もパジャマを着替える日が増えてきましたから、D子さんはもともと格別に面倒くさがりだった訳ではないのです。
　学校に行かなくて外に出ることもなければ、一日中家にいるのだからずっとパジャマでいたところで問題はない訳です。夜になったらまたパジャマを着る訳ですから、考えようによっては一日中パジャマで過ごす方が理にかなっているとも言えます。
　でも普通は、理に反して、特に外出する用事がなくてもパジャマを着替えて一日の活動に向けて気持ちを切り替えると思います。もちろんパジャマを洗濯するという実利的な必要性もあるでしょう。しかし

自閉スペクトラム症の特性が目立つ時には、気持ちの切り替えが難しく、自分なりの理を優先して行動することがあり、単なる「面倒くさがり」とは言えないのです。

　大人になったＤ子さんは、部屋の片付けこそ苦手ですが、ＴＰＯをわきまえたお洒落が出来る女性に成長しています。

Ｄ子さんが書いたメモを見ると、かなり自分自身のことをわかっているようですが、この文章からＤ子さんの治療について「良い方向」は見えてきますか。

新たな治療

まずメモを書いたということが「良い方向」です。そしてそのメモに沿って、お薬を処方しました。お薬も「良い方向」に働きました。

● 伝達手段・メモ

　Ｄ子さんが、最初お母さんに連れられて来た時は、診察室では横を向いて問いかけにも答えませんでした。

　その後、お母さんを通じてですが、睡眠薬が欲しいと要求を述べることが出来るようになり、正面を向いて短いながらも質問に答えてくれるようになりました。

　高校の途中からはお母さんの同伴なしで、診察に訪れるようになりました。一人で来るようになりましたが、自分の状態を言葉で告げるのが苦手なため、メモで伝えるという工夫をしました。Ｄ子さんへの

治療の取り組みの経過をみればわかるように、メモで治療の「良い方向」が見えたというより、メモを渡してくれること自体が「良い方向」の現われです。

● 薬の効果

　メモを渡してくれるということは、新たな治療への参加の表明です。それに応える必要がありましたので、そのメモを参考にお薬を加えました。

　お薬に関しては、中学の時は睡眠薬の処方だけで、少しずつ活動性が上がってきました。高校に入り、アルバイトを始めるなどして活動範囲が広がれば、それだけストレスも増えることになります。アルバイトで対人関係が上手くいかず、頭痛が増えた時期があって、その時から睡眠薬に加えて抗不安薬を処方していました。

　メモを見ると、「ゆううつ」になったり、爆発したりと気分の波が目立ち、状況によっては不安が強まることがあることがわかります。

　抗うつ薬は中学の時の使用経験から使いにくいので、気分安定薬を定期的に服用してもらい、不安の強い時に頓服で使う抗不安薬（コンスタン／表1-1参照）を処方しました。D子さんは薬の効果もあって、何とか高校は無事に卒業しました。

D子さんの手が震えたり、寒気がしたりする症状は、どこから来るのでしょうか。

予期不安

 不安は誰でも持っているものですが、D子さんの場合は「コワイ」とメモにあるので、対人関係が恐怖に強く繋がっています。また予期不安も大きいようです。

● 苦手な人

D子さんのメモによると、「苦手な人がいると、手が震えたり寒気がする（緊張あるいは相手がコワイ）」とあります。これを見ると、どうも不安な時に手が震えたり、寒気がしたりするようです。

● 不安の内容

不安には、漠然とした不安、恐怖や将来起きるであろうとする予期から来る不安（予期不安）などがありますが、不安がひどい時には以下のような症状がみられます。

1 心悸亢進、心拍数の増加／2 発汗／3 身震い、震え／4 息切れ感、息苦しさ／5 窒息感／6 胸痛、胸部不快感／7 嘔気、腹部不安感／8 めまい感、ふらつき感、くらくらする、気が遠くなる／9 冷感、熱感／10 感覚異常（感覚麻痺やうずき）／11 現実感消失、離人症状／12 コントロールを失うことや気が狂うことへの恐怖／13 死ぬことに対する恐怖。

D子さんの言葉は、3と9を示していますが、もちろん他の症状も併せ持っているかもしれません。

Q6 D子さんは、これまで学校や社会にうまく解け込めなかったことや、調子が悪く、辛かったことも少なくないようですが、D子さんはそういう自分の内面をよく語っていたのでしょうか。

言葉の表現

A 自分の内面を語ることは普通でも難しいので、D子さんも言葉で「自分の思い」を表現することは苦手です。治療者の方からD子さんの語りを聞くことです。

● 頭痛信号

　内面の話をすることは普通でも難しいことかも知れませんが、自閉スペクトラム症を持ったD子さんは特に自分の思いを言葉で表わすことが苦手なのです。

　しかし言葉で表わすことが苦手でも、D子さんは語っていない訳ではありません。

　たとえば、頭痛という身体症状は社会にうまく解け込めていないことを告げるものであったりしますから、この症状、頭痛もまたD子さんの語りと言えるのです。

　またその都度の振る舞いがD子さんの語りでもあります。

　こういった語りに耳を傾けて、しっかりD子さんの思いを聞くことが治療者にとって大切なことです。

D子さんは、あまり人に助けを求めていないようにみえますが、不登校になっていた時、どのような支援が必要だったのでしょうか。また、やりたい仕事に就いている現在はもはや支援は必要ないのでしょうか。

支援の方法

支援で大切なことは手遅れにならないことです。そのためには積極的な介入が必要です。勉強の遅れを取り戻すことで不登校は解決し、将来が見えてきます。

● 週3回の先生

　不登校になった時に、「エネルギーが溜まるまで無理をさせずに見守りましょう」というのが常套句であった時代があります。優しい考えのようにも聞こえますが、日々成長していく子どもを考えると無責任な言葉と言えるでしょう。何を目安に見守るのかもわかりません。たいていは後に手遅れの状態を作ってしまいます（図3-2）。

　D子さんの場合は、親もちゃんと病院に連れて行ってくれたおかげで、学校と病院が自閉スペクトラム症の理解のもとで連携することが出来ました。D子さんは学校に全く行けませんでしたが、週3回先生が来てくれることは拒否しませんでした。そのため家族以外の対人関係を持つことが出来ましたし、高校への移行もスムーズでした。

● 勉強に取り組む

　不登校の支援で大事なのは、少しでも勉強に取り組む時間を作ってあげることです。学校に行けないので勉強は二の次と考えがちなので

すが、勉強の遅れの不安で学校に戻れないこともありますし、学校に戻れなくても次に繋がった時の役に立ちます。

やりたい仕事に就いていても、トラブルがないにしても、ちょっとした環境の変化はあるでしょうから、いつでも崩れるリスクがあります。自閉スペクトラム症を持っていて一般企業に勤務している人の中にも、適宜、支援者が介入して就労を続けている人もいます。

現在、D子さんの場合はモデルのような仕事なので、一般的な支援というのは難しいかも知れません。

コラム　養護教諭

● メンタルヘルス

　養護教諭は一般には"保健室の先生"としてお馴染でしょう。生徒の体調が悪い時、あるいはけがをした時の応急処置のほか、精神的に不安定な場合などのケアにあたります。近年、特に後者すなわちメンタルヘルスの問題への対応がますます重要になりつつあります。

　また、生徒だけでなく教職員の心身の健康相談にあたることもあります。このほか、養護教諭は健康診断や環境衛生検査を計画、実施し、さらに生徒への保健教育や、生徒と保護者に対して保健に関する啓発や情報提供を行います。

● Yogo teacher

　養護教諭の多くは女性教員ですが、男性教員もいます。ま

た、看護師あるいは保健師の資格をもつ養護教諭も少なくありません。そのため"養護教諭"を英訳する際、しばしば"school nurse"と記載されますが、それは正しくありません。

　欧米、たとえばフィンランドでschool nurseと言えば、自治体から派遣される非常勤の保健師（public health nurse）のことを言います。従って、あくまで看護師としての医療行為が本務です。

　つまり日本の養護教諭のように学校保健を専門とする常勤の教員を設置している国は稀です。そのため養護教諭の英訳語として"Yogo teacher"が使われています。

　以上からわかるように、学校保健を専門とする教員が、担任や学年主任と連絡を取り合いながら毎日の生徒の健康観察を可能にする養護教諭という制度は、我が国の学校教育制度がもつ大きなアドバンテージと言えます。

　近年は不登校、自傷や自殺企図などのメンタルヘルスの問題、そして神経発達症への支援やケアが注目される中、養護教諭の役割が急速に重視されるようになりました。

　養護教諭の職務については、以前は長い間、単に「養護教諭は養護をつかさどる」と学校保健法で曖昧に規定されていましたが、学校保健安全法への改正にあたり学校保健で主導的役割を果たすことが明記されるようになりました。今後、神経発達症をもつ生徒への対応においても、校内組織や医療機関等との校外連携の要となって活躍することが期待されています。（十一元三）

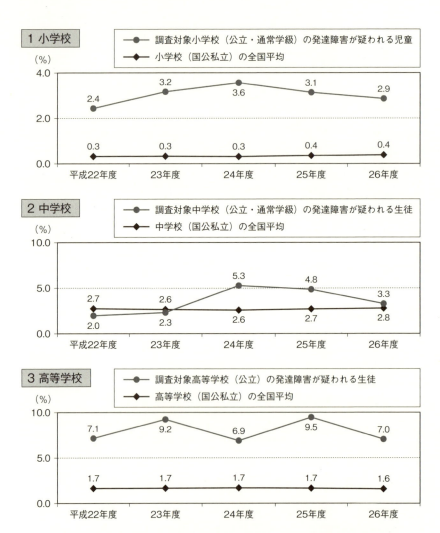

図3-2 全国の小学校、中学校及び高等学校における不登校率との比較
（平成22年度～26年度）

　不登校率について、「発達障害が疑われる児童生徒」は、調査対象学校（国公私立小・中・高校で学校基本調査の対象校）で把握された発達障害が疑われる児童生徒のうち不登校となった児童生徒の割合、「全国平均」は、全国の全児童生徒のうち不登校となった児童生徒の割合。
　総務省の調査結果及び文部科学省の「児童生徒の問題行動等生徒指導上の諸問題に関する調査」より改変引用。

コラム 「今どき」の保健室

● 学校という"治療"の場

　自閉スペクトラム症では、学習や友だち関係といった、まさに学校生活に現われる問題が大きいということに異論はないでしょう。

　これらは学校でしか扱えない問題ですから、学校が自閉スペクトラム症の重要な"治療"の場ということになるでしょう。医療機関の中には、発達障害の診断だけ付けて、あとは学校に丸投げするようなところもあります。もう少し医療にも頑張って欲しいところではありますが、逆に考えると発達障害の治療においては、学校の役割がかなり大きいということを意味しているのではないでしょうか。

　その学校という"治療"の場で重要な役割を果たすのが保健室です。

● 保健室の中の個室

　一昔前までは保健室は健康診断や転んでけがをした時などの身体の健康のことでお世話になる所でしたが、今や発達障害を持つ子どもの、学校での安全基地の役割も大きく担っています。

　保健室の中に生徒が安心して過ごせる個室があったり、小さな教室のような部屋があったりと、発達障害に配慮した作りになっている学校もあります。

第4章

高校生

——病気を自覚する

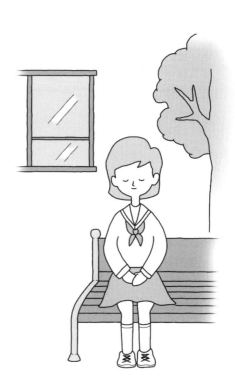

M子さん

・初診時年齢　17歳（高校3年生）
・診断　自閉スペクトラム症

● **大学教授の父、専業主婦の母**

　通信制高校に通うM子は、自閉スペクトラム症で小児専門の病院に通院していました。4月からは大学進学が決まっており、今後も医療の継続が必要ということで、高校3年生の2月に受診しました。初診時は早生まれのため17歳でした。話し方は書き言葉のような標準語で、背筋を伸ばして座り、理知的な印象を与える女性でした。

　父親は大学教授で、M子との交流はほとんどありませんでしたが、お互いそれを気にかける様子もありませんでした。母親は専業主婦で、父親と違ってM子との関わりを持とうとするのですが、M子は母親の言動に戸惑い、いらだちを覚えることが少なくありませんでしたので、母親との関わりは出来るだけ避けていました。

　初診時の母親の話では、M子が大学の合格通知をもらった時に、「死にたい」と言い出したことがあったようなのですが、このことに関して母親は、これからの大学生活に対する不安の現われなのだろうと考えたとのことでした。

　ところが母親に診察室を退出してもらってからのM子自らの説明では、合格通知をもらった時は、「あと4年間生きろ」と言われている気がして、そんなしんどいことは嫌で死にたくなったとのことでした。

　また、学校のスクーリング（注1）から帰ってきて涙を流していたことがありました。母親はスクーリングで不安が募ったためと考えたのですが、本人の後からの説明では、スクーリングで無人島に何を持っ

て行くかという話があって、その時にナイフなどのことが頭に浮かび、自殺のことを考えてしまったからということでした。

● 姉のこと・20歳の自殺

わざわざ母親を退出させてまでした話が死に関する内容であったのが気になり、さらに話を聞いてみると、自分は20歳になったら死ぬと言うのです。実はM子には4歳違いの姉がいて、20歳の時に自らの命を絶ってしまっていたのです。そしてM子も姉と同じように20歳で人生を終わりにするつもりだと話していました（図4-1）。

M子の姉は聡明で活動的だったのですが、何かのきっかけで抑うつ的になり、高校からはいくつかの精神科クリニックに通院していました。うつ状態で抗うつ薬を服薬してはいたものの、どこのクリニックでもはっきりした診断がついていませんでした。

高校3年生の秋頃に当時の主治医から私が相談を受け、自閉スペクトラム症だろうということで、私の方で診ることになったのです。数か月の通院でしたが、抑うつ状態も改善し、大学にも現役で合格しました。そして大学進学の

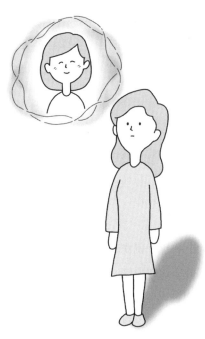

図4-1　姉を想う
M子さんは、20歳の時に自殺した姉のことを想い、自分も20歳で死ぬ、と思い続けてきた。そのため、「生きる」ことが苦手になっている。

ため実家を離れることになり、他院へ転院することになりました。その後、人伝(ひとづて)で自殺されたことを知りました。

M子が受診した時に、母親が姉のことを話してくれました。大学入学後は彼氏も出来て楽しく大学生活を送っていたそうですが、大学1年生の夏頃に対人関係の問題で再びうつ状態になったようです。その後は大量服薬を繰り返し、大学3年生の時に首を吊って自らの命を絶ったとのことでした。

● **乳幼児健診・幼稚園・「呼びかけ」**

M子は関東で生まれました。乳幼児健診では痩せ過ぎと言われるぐらいで、発達の遅れを指摘されることはありませんでした。ただ言葉は普通に覚えたけれど、あまりお喋りではなかったようです。呼びかけに対して返事がなくて、母親は耳が悪いのかと疑ったこともありました。母親が「〜しなさい」と言っても聞くことはなく、命令を繰り返すと怒り出して激しく泣いて鼻血を出すほどでした。

家では何か気に入らないことがあったら半日は不機嫌なままで、いつも自分のバリアの中にいる感じでした。ただ、幼稚園では特に問題を指摘されることはありませんでした。

● **小学校・親からの命令がイヤ**

小学校の時は、授業では活発に手をあげ、中の上ぐらいの成績をとっていました。先生からは、しっかりした子で何の問題もないと言われていました。しかし家に帰ると、ごろごろして本を読む程度で、部屋は散らかしっぱなしで片付けることはしません。親に甘えることはなく、学校の話も一切しませんでした。友だちから呼ばれれば遊びに行くのですが、友だちを家に呼ぶことはありませんでした。

小学2年生の時には、母親が「もう寝なさい」と言うと、突然怒り出して部屋の中の物を投げるなど、とにかく親から何か命令されることや教えられることを嫌がりました。

● **中学校・引っ越し**
　小学6年生の3月末に関東から関西のY市というところに引っ越し、中学はY中学に通うようになりました。最初は楽しそうに見えていたのですが、中学1年生の6月になると、帰宅後自分の部屋に閉じこもり、物を投げて暴れることがありました。それ以後も、ストレスが溜まると同じような爆発が起こりました。
　Y市に来て半年も経つと、友だちとは関西弁で話すようになりましたが、家では絶対に関西弁を使うなと母親に命令して、自らも家では書き言葉のような標準語を使っていました。
　中学2年生の時には、爆発することも減って、少し落ち着いている時期でした。文化祭では、幼稚園の時から習っていたピアノを生かして、クラス合唱のピアノ伴奏をして賞をもらったこともありました。
　中学3年生の5月に、M子が学校で廊下を歩いている時に、足元で爆竹が破裂する事件が起きました。今度はM子とは無関係だったのですが、その翌日にも校庭で爆竹が破裂することがあり、先生の対応が甘いと言って学校に行かなくなりました。
　5月末の修学旅行も先生の説得にも応じず、参加することは出来ませんでした。修学旅行先から友だちが電話をくれたり、お土産を買ってくれたりしたためか、6月からは再び登校出来るようになりました。
　しかし卒業前の2月には、卒業式に出席したくないという悩みで、再び不登校になりました。こんな学校の卒業生にはなりたくない、この学校の卒業生になる自分が許せないということだったので、学校側

も卒業式には出席しなくてよいという対応をとったのですが、卒業式当日は何事もなかったかのように出席しました。しかし卒業後はY市から少し離れたところに転居して、どんな用事があってもY市方面には行きませんでした。

● 高校・視線恐怖・幻聴

　高校は音楽科に進学しましたが、外出の時には他人の視線に恐怖を感じていました。もともとはY中学の子やY中学の制服を見ると恐怖を感じていたのですが、次第に同年代の子に恐怖を感じるようになり、さらにはすべての人の視線に恐怖を感じるようになり、人から笑われていると思うようになりました。電車に乗っていても、他の人の何でもない笑い声が、自分への嘲笑と感じられ、息が苦しくなり、こぶしで頭を抱え、足を震わせるのでした。

　また、中学の時の友だちや先生の声で、「お前はもうだめだ」「壊れちまった」などという幻聴が聞こえるようになりました。家でのパニックもますます酷くなっていきました。不安、後悔、恐怖など、理由は様々ですが、まるで狐が憑いたようにこぶしを振り上げ、自分や周囲の物を叩き、足踏みをしたり、飛び跳ねたり、走るように歩き回ったり、畳に爪を立てたり、物を投げたり叩きつけたりと、涙を流しながら、全身の力を込めてひたすらこれらの行為を繰り返すのです。

● 通院・自閉スペクトラム症

　そんな中でも高校2年生の春からは、7月の文化祭で自分が脚本主演するミュージカルに没頭していました。しかし9月頃からは食欲がなくなり、10月には2週間ほど食事を全くしない日が続いたため、精神科に通院するようになり、12月には1か月ほど入院治療を受けて自

第4章　高校生——病気を自覚する

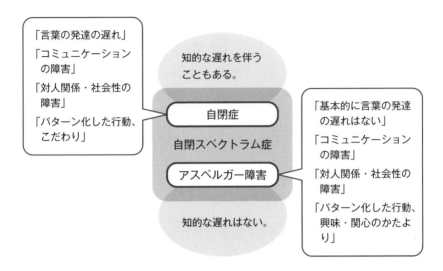

図4-2　自閉スペクトラム症の中の「アスペルガー障害」
M子さんの場合、背景に同じアスペルガー障害の姉の存在があり、常に「自殺」を考えている。
＊DSM-5では上図のような下位分類は避けられている。
厚生労働省政策レポートより改変引用。

閉スペクトラム症と診断されました。退院後は通信制高校に転校して、大学受験を目指して塾にも通うようになりました。

　ある日の塾の帰り道で、Y中学の生徒と遭遇しパニックになって、警察署に助けを求めて駆け込んだことがありました。この時M子は、Mとは全く別のPという名を名告り、「自分はPと言います。阪神大震災で両親が亡くなって、近所でMちゃんが亡くなったので、Mちゃんの両親が代わりに自分を引き取って、ここまで大きくしてくれた」という話をしたのですが、タクシーで帰宅後は昏々と眠ってしまい、目覚めてからは警察署まで行ったことすら記憶にありませんでした。

　その後は塾を休んで日常生活を送れる程度の安定を取り戻し、自閉スペクトラム症のアスペルガー障害（図4-2）であったため、病院

は専門の児童精神科に転院することになりました。通信制高校と塾に通う以外は自室にこもりがちで、歌を歌ったり、ピアノを弾いたりしている時は落ち着いているのですが、相変わらず何かの拍子で暴れるという状態には変わりありませんでした。大学のオープンキャンパスではパニックになることもありながら、何とか大学にも合格することが出来ました。ただ、先に述べたように大学合格はM子にとっては苦痛を伴うものであったようです。

● **大学・休学**

　大学からの通院を考えて私の勤める病院を受診したのが、ちょうど姉の命日の1週間ほど前でした。それで死のことが強く意識されていたのかも知れません。外出すると人の目が気になり、音や光にも過敏でした。調子が悪い時は、病院の待合室も不快な場所で、サングラスと耳栓をして刺激を遮断して自分の殻に閉じこもり、足を踏み鳴らす音で周りの音を遮断していました。大学では集団に入れず、大学1年生の単位取得は困難な状況になりました。この後、大学を続けるかという時のM子自身の考えは、以下のようなものでした。

　「大学から1月中に今後の学籍をどうするかという手紙が来ました。今の私ではとても大学に進学し、単位を取ることなんて出来そうにありません。大学のことを考えるだけでも緊張してしまいます。大学に戻るということはハードルが高すぎると思います。私は退学したいのです。もともとは自殺の方向で考えていますので、生きるためにすることはやりたくないのです。大学に行くことや大学で相談することは、他者とのしがらみを作ることになるので嫌なのです。とても苦痛で耐えられないのです」。結局は、親の意向もあり休学することになりましたが、復学することはありませんでした。

第4章 高校生——病気を自覚する

● 内職・ビーズを縫い付ける

　休学を決めたことに加えて、もともと歌を歌うと気持ちが落ち着くこともあり、姉の命日のために歌の練習をしているうちに、活気を少し取り戻すことが出来ました。3月には布地にビーズを縫い付ける内職を始め、たまには遠くを見ないといけないという思いで、少し外出もするようになりました。しかし、せっかく始めた内職も契約を断られ、そこから再び状態が悪くなり、外出の恐怖も強まりました。このような状態について、M子は次のように話しています。

　「外の世界と言いますか、社会全体が自分に悪意を持っているというか、攻撃してくる感じがします。以前は隣の人の視線が気になって怖いとか、携帯電話が怖いとか、個々に対して感じていた恐怖を、今は外側全体といいますか、社会に対して感じていると思います。2月のように自由に外に出ることが出来なくなっています。

　3月に内職をして、外との接触を持ってから、その感じが強くなったと思います。外の世界、全体に対する恐怖感は高校生の頃からありましたけれど、小学校の時の教えで、皆仲良く平等で、努力が一番、努力してこそ評価されるみたいなことを教えられました。

　けれども高校に行ったら、結果こそが求められ努力しても報われないものなのだということが段々とわかってきまして、小学校の教えは何だったんだと引っかかっていました。それに昨今の新聞では大学を出ても就職は無いし、格差社会で、努力しても評価されないんですね。大学を半年休学しておりますので、その間に少しでも前進をと思って色々とやっているのですが、駄目ですね」。

● アルバイト・食器の洗浄

　その後、一日の大半は寝て過ごすことが多くなりましたが、徐々に

防御の必要のないくらいに楽な日も出てくるようになりました。そしてひと月ぐらい引き籠ったのち、弁当工場での食器の洗浄のアルバイトを始めるようになりました。「楽な日」については、次のように話しています。

「普通に足が前に蹴りだせる、速足で歩ける、喉のあたりが楽で声が出せます。声帯が使えるようになりますね。何かに必要以上に緊張しなくなります」。

● 20歳・年金

外の世界に恐怖を感じることは完全にはなくなりませんが、何とかアルバイトは続けることが出来て、発達障害者支援センターの利用を考えるようにもなりました。家では相変わらずパニックを起こすことがありましたが、母親とのコミュニケーションが上手くいかないことを悩む余裕も出てきました。以前よりは落ち着いている日が多くなったのですが、落ち着いている中でも、「姉の年齢より妹が長く生きてはならない」と一度だけ口にしたことがありました。

20歳の誕生月には社会保険庁から年金の通知が来たことで混乱が生じました。眠りが浅く、出された食事も食べられないこともあり、体重も減ってしまうほどでした。混乱の理由は次のようなことと、M子自身は話しています。

「人が怖いので外との繋がりを遮断したいと思っているのですが、20歳を迎えて、社会保険庁との関わりが強くなるなんて。外との関わりを避けたいと思っているのに、外から、しかも公的機関から自分の名前の文字を印刷した郵便物が来る。なぜ自分が社会から認識されているんだ、嫌だ、と追い詰められる気分になります」。

そして社会保険庁から必要書類の返送を求められているのですが、

自分の存在を他人に知られたくないので、自筆の書類は他人に渡したくないと思っており、書類の返送が苦痛になっています。また、年金制度への加入は、見知らぬ高齢者との関係を作ることになるので、「人間社会と関われとの命令」と感じているようでした。

M子は社会との繋がりを遮断したいと思う一方で、今はアルバイトを続けており、自殺をしたいと思いつつも将来的には自立のためにちゃんと仕事をしたいと思っています。自殺のことは内に秘めたままですが、自殺願望と仕事をして自立したいという二律背反に関して、M子は次のように話しています。

「仕事をしていないという苦しみは、仕事をしている時の苦しみ、社会との繋がりを持たされる苦しみと同等、あるいはそれ以上であるとも感じられます。どうしたものかと思います」。

● 21歳・放火

　精神状態が不安定ではあるものの、食器洗いを続けながら、就労支援制度を利用して自立へ向けての活動を続けているうちに、姉の年齢を追い越して21歳の誕生日を迎えることが出来ました。誕生日を迎えた1か月後には、夜桜見物にも出かけることが出来ました。とは言うものの、人ごみの中でパニックになり逃げ帰ってしまいました。人ごみは覚悟していたそうですが、カメラが怖かった、と言います。どこに写りこんでしまうのかわからないことが怖かったようです。この世からの退場は避けられたのですが、この世に痕跡が残ることには恐怖を覚えるようでした。夜桜見物を機に、仕事以外は自室の布団に潜り込んで過ごすようになりました。しかし以前よりも回復が早くなり、半月程度で気持ちを立て直せたようでした。

　夜桜見物後の不調を乗り超えて診察に訪れてから、2か月ほど受診

が途絶えていました。次に現われた時は、腕に包帯を巻いていました。自室に火を付けて、火傷を負ってしまったとのことでした。自分ではその時の記憶は全くなく、何で火を付けたのかも全くわからないのだそうです。火を付ける直前に母親が見たM子の姿は、以前に住んでいた関東の家の電話番号になんども電話をしている姿でした。今ではその番号は使われておらず、「この電話はただいま使用されておりません」というメッセージを繰り返し聞いていたようです。

また、ちょうど1年前の同じ頃に、両親に外泊する用事が出来て、M子一人、家に残されることになった時に、家に火を付けてしまうのではないかという不安にかられることがありました。その時は火を付けることはありませんでしたが、「読みかけの本とか、返事を書きかけの手紙とか、生活感があるものと一緒だと落ち着かない」と話したことがありました。

火傷のために洗い場の仕事が出来ず、しばらく休むことになりました。この間は、発達障害者支援センター（注2）から紹介されたデイサービスを利用することになりました。人と話したり、得意なピアノを披露したり、それなりに上手く利用して時を過ごしていました。友だちとも映画を見に出かけるなど、仕事を休んでいる間も、以前のようにずっと自室に引きこもることなく過ごすことが出来ました。

● 22歳・老舗旅館での仕事

その年の11月末には仕事に復帰しました。ちょうどその頃、高校の同窓会をしようという話が持ち上がり、M子も幹事の1人に選ばれました。主にメールのやり取りや、スカイプ（注3）での会議で準備が進められ、M子はいつになく充実感を味わっているようでした。そして年も明けて22歳を迎え、同窓会も大盛況のうちに終わりました。

復職をして仕事を続けはしたものの、火傷の後遺症か、洗い場の仕事は何かとやり辛かったこともあり、5月には転職することになりました。転職先は旅館事務所の仕事でした。職場では友人も作らず、お昼も一人で食べていたようですが、居心地は悪くなかったようです。
　仕事以外は自室で過ごすことが多かったのですが、それでも時間があると、映画を観に出かけたり、図書館に出かけたりもしました。家での爆発はあったようですが、仕事は何とか続けていました。しかし老舗旅館も経営が厳しくなり、旅館を閉めてしまうことになりました。旅館を閉めるギリギリまで働いて、間もなく24歳を迎えようかという手前で退職しました。

● 24歳・一人暮らし

　まずは自分がどこまで行けるのか試そうと思い、新幹線で新横浜まで行ってみたということがありました。切符を買うまでは怖かったけれど、ホームに立つと腹が据わったと話してくれました。
　その次の診察は1か月後でした。M子は「引っ越しが決まりまして、あさってに。不安なことだらけですが、まずはやってみようと思っています」と言って、関東での一人暮らしを始めることを報告してくれました。
　それはM子が退職して後、1か月半のことでした。

注1　スクーリング　Schooling。通信教育での学習の中で、直接、教師と対面して行われる授業。原義は「学校という場で学ぶ」。
注2　発達障害者支援センター　都道府県、政令指定都市が国の委託を受けて運営する施設。いわゆる「発達障害」——自閉スペクトラム症、AD／HD、コミュニケーション障害などを持つ人の「就学支援、就労支援」等、具体的な支援を行う。
注3　スカイプ　Skype。Sky peer to peerの略。インターネット電話サービス。

Q1 M子さんの生育環境にはどのような特徴がみられるでしょうか。

遺伝

 M子さん一家は、外からみると理想的な家族にみえます。しかしみなが同じ"病"を持っているということ、特に母親との「共依存」はM子さんを苦しめます。

● **両親**

　M子さん一家は関東から関西に引っ越して来た普通のご家庭です。

　ただ、自閉スペクトラム症は遺伝も関係しますから、M子さんが自閉スペクトラム症ですので、ご両親も自閉スペクトラム症であったり、その傾向があったりする可能性はあります。

　お父さんにはお会いしたことがないので確定的なことは言えませんが、お父さんも自閉スペクトラム症の傾向があると思われます。M子さんは何年も通院されていましたが、1回もお父さんにはお目にかかることはありませんでした。お父さんはM子さんとも交流が少なかったようです。M子さんとの接し方がわからなかったのか、あるいは子育ては母親がするものだというお考えだったのか。ただM子さんが働くようになってから、M子さんの生活に口を出すようになりました。

● **「共依存」**

　お母さんも自閉スペクトラム症なのですが、M子さんを理解しようと一所懸命でした。自閉スペクトラム症についての本を読んで理解に努めようとしていたのですが、むしろそれがあだとなってM子さん自身の問題がわからなくなっていました。お母さんにM子さん自身の問

第4章　高校生——病気を自覚する

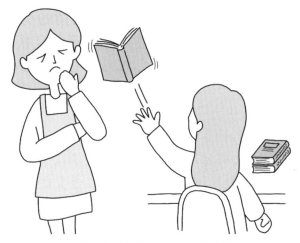

図4-3　M子さんと母親の関係
　お母さんの言動で、つい「爆発」してしまうM子さん。M子さんのストレスは、自分に一番身近な人・母親に向かってしまう。

題と対応を何度説明しても上手くいきませんでした。お母さんの言動で、M子さんは何度も「爆発」していましたが、お母さんはM子さんにとって心の依り所であったと思われます。M子さん自身、お母さんとの関係を「共依存（注1）」と呼んでいました（図4-3）。

　お姉さんも自閉スペクトラム症でしたが、お姉さんとの関係は良くも悪くもなかったようです。M子さんもお姉さんも診察室でお互いの関係を話題にしたことはありませんでした。お姉さんの死についても尋ねられたから答えただけということでした。

注1　共依存　母子の関係で言えば、子は「母を自分の思い通りに動かしたい」と思っている。自分の意志は、母の意志と思い込んで、依存する。母の方は子に頼られていることで自己の存在価値を見出すが、「病の子」を持つ母親は、しばしばその回復を願わない。子が自分を頼ることから卒業してほしくないからである。
　　以上が本来の共依存の意味するところであるが、M子さんと母親との関係は、別に考えなければならない（Q7参照）。

M子さんの場合、父親との感情的交流が乏しかったことが、M子さんの抑うつ症状や対人恐怖に繋がったと考えられるでしょうか。

父親との関係

 M子さんの抑うつ症状・対人恐怖は、父親がM子さんに無関心の時は、その影響を受けずにやってきました。むしろ問題は「関係を持たれること」にあります。

● 抑うつ

　父親との感情的交流とM子さんの抑うつ症状や対人恐怖とは直接関係がありません。

　抑うつ症状については、自分の思いと合わないことがあると引き金になりやすいので、人との関わりが少ないほど気分に影響されることなく過ごせます。これは他人だけでなく家族も同じことです。M子さんは特に自分に一番近しい存在であるお母さんの言動に敏感に反応します。

　お父さんとは、お父さんが生活に口出しするようになった時からM子さんの気分に影響を与えてしまいました。お父さんとの感情交流が乏しかった時の方が、お父さんが引き金となる「抑うつ症状」は少なかったように思います。

● 対人恐怖

　対人恐怖はY中学との関係が発端です。Y中学に拒否感を持ってから、Y中学の生徒やY中学の制服を見ると恐怖を感じるようになりました。それから、次第に同年代の子どもに恐怖を感じるようになり、

さらにはすべての人の視線に恐怖を感じるようになりました。

　お父さんとの感情交流が乏しかったために、たとえばお父さんに恐怖を感じたことから「対人恐怖」が生じた訳ではないと考えられます。

 高校時代のM子さんの苦しみについて母親が誤解していたのはどのような点でしょうか。
教科書的解釈

 M子さんの母親はM子さんを理解しようとしますが、その「理解」を誤ってしまいます。M子さんの方も、母親ならわかってくれると思い、話をしません。

● 「4年間生きること」
　Q1でも述べましたように、お母さんはM子さんのことを理解しようとして、自閉スペクトラム症の本を何冊か読んで勉強していました。そしてM子さんの言動を自閉スペクトラム症の教科書通りに解釈していました。

　M子さんは、大学の合格通知をもらった時に、「死にたい」と言い出しました。その時お母さんは、このことをこれからの大学生活に対する不安の現われだろうと理解しました。

　自閉スペクトラム症を持つ人は、「教科書的」には、新しい環境に適応することが苦手なので不安を持ちやすいと考えられます。従ってお母さんの理解は、教科書的には正解です。

　しかしM子さんに対しては不正解でした。「4年制大学」は「4年間生きること」を意味し、20歳までには死のうとしているM子さんに

とっては大きな矛盾でした。

　「4年間生きること」と「2年以内には死ぬこと」の矛盾に困惑してしまいました。論理的に矛盾していることを受け入れることが困難なことも教科書的な事柄なのですが、M子さんにとってはこちらが正解だったようです。

● お母さんならわかってくれる

　通信制高校のスクーリングから帰ってきて涙を流していたことに対して、教科書的にはお母さんが考えたように、スクーリングで不安が募ったのだろうと言うことが出来ます。スクーリングは不慣れなことに加えて参加者も多いでしょうから、特に自閉スペクトラム症を持つ人にとってはストレスが多いことと想像出来ます。

　しかしM子さんにとって泣くほど辛かったことは、「スクーリングで無人島に何を持っていくかという話があって、その時にナイフなどのことが頭に浮かび、自殺のことを考えてしまったから」ということでした。

　自閉スペクトラム症を持つ人が、何を問題にして苦しんでいるのかを知ろうとすれば、まずは本人の話をよく聞くことから始めなければなりません。

　しかし上手く言葉で語れる人ばかりではありませんし、本人自身もわからない場合も少なくありません。また、お母さんなら言わないでもわかってくれるという気持ちがあって、お母さんには話さない場合もあります。M子さんのお母さんも、話を聞いてあげなかった訳ではないと思います。

第4章　高校生——病気を自覚する

M子さんの場合、姉が20歳で自殺したことが、なぜ「私も20歳で死ぬ」という発想に繋がるのでしょうか。

姉というモデル

M子さんの場合、「私も20歳で死ぬ」と一度思い込んでしまうと「訂正」がききません。姉の死がモデルとなり、「こだわり」が強く出ているのです。

● 姉と妹

　姉の死がモデルになって、M子さんは「私も20歳で死ぬ」と思い付いたのだと思います。思い付いた考えは突然どこからかやって来て確信となってしまうので、訂正がきかないのが厄介なのです。この厄介な考えを話題の中心にしていくと、ますますその考え方から離れられなくなるので、さらっと「受け流す」必要があります。ただ無視するのではなく、きちんと「受け取る」ことは大事です。

　M子さんの「私も20歳で死ぬ」という考えの理由を想像すると、妹は姉より年下という順序の問題で20歳を超えられないと思ったのかも知れませんし、姉というモデルを見ながら育ったので、そのモデルにより「20歳までしか生きられない」と思ったのかも知れません。また何かの本や映画で、姉が亡くなった歳までに死ぬというストーリーがあったのかも知れません。M子さんがなぜ「20歳で死ぬ」のかという理由を話すことはなかったので本当のところはわかりません。

● 死ねなかった辛さ

　20歳で死ぬと言っていたのに死んでいないので、本気ではなかった

のではないかと思われるかも知れませんが、本気である場合がほとんどです。M子さんも本気だったと思います。

しかし、やはり死ぬのは恐いので、自殺を試みてはみるものの、死ねないでいることが多いのです。M子さんのスクーリングの話で、ナイフのことが頭に浮かんだとありますので、死のうと思って実際にナイフを持ち出したことがあるのかも知れません。

M子さんが20歳を超えて、世の中から自分の存在を消したいと思っていたことを考えると、自殺を完遂出来なかったことは、M子さんにとっては、辛い出来事であったと思われます。

M子さん姉妹の症状からすると、自閉スペクトラム症の人はうつ状態になりやすいのでしょうか。

うつ状態の原因

うつ状態は自閉スペクトラム症から来たものです。うつ状態に陥りやすいのは確かですが、それ以外にもM子さん一家にはうつ状態になる要因があるようです。

● 不安や気分

「自閉スペクトラム症」の診断基準はDSM-5（章末コラム参照）によりますが、少し遡ってDSM-Ⅲのものをみてみましょう。因みにこの時の疾患名は「広汎性発達障害」です。DSM-Ⅲの診断基準の中には「突然の過度の不安」「不適当な情動」と、その状態が挙げられています。「不適当な情動」とは、適切な恐怖反応の欠如、原因不明の憤怒、極

第4章 高校生——病気を自覚する

端な気分の変わりやすさなどのことです。

　つまり自閉スペクトラム症の特徴は、不安や気分の中にも現われているということです。死にたいというほど落ち込んでいたかと思うと、知らぬ間に何事もなかったようにしているなどというような状態が、自閉スペクトラム症らしいうつ状態の症状です。ただ、それだけでうつ状態になりやすいかどうかはわかりません。自閉スペクトラム症は別としても、M子さんの家系がうつ状態になりやすいということは考えられます。

M子さんに幼少期からみられた自閉スペクトラム症のサインには、どのようなものがあったでしょうか。
対人関係への無関心

M子さんの自閉スペクトラム症の症状は既に幼少期に出ています。その中でも「こだわり」の強さは非常に高く、いわゆる「キレる」引き金になっています。

● 耳が悪いのか？

　幼少期には、お母さんがM子さんの耳が悪いのかと疑うほど、呼びかけても返事がなかったということが気になります。これは対人関係や会話に興味がないことを意味します。お母さんが繰り返して言っても話を聞かないということは、「こだわり」の強さを示唆します。しかも鼻血を出すほど激しく泣くのですから、かなり「こだわり」が強いと考えられます。小学校になっても同様で、お母さんが「もう寝な

さい」と言っただけで、突然怒り出して部屋の中の物を投げていました。おそらく、学校の先生が家でのM子さんの様子を聞いたとしたら、学校にいる時とのギャップに驚いたのではないでしょうか。

 M子さんの怒りの対象が母親なのはなぜですか。なぜ、突然、怒り出すのでしょうか。

――一番身近な人

 M子さんと母親との関係はとても親密です。それで、母親が自分の思い通りに動かないと、腹が立ちそのストレスをダイレクトに母親にぶつけます。

● お母さんは"私"

　Q1やQ3で触れたように、M子さんとお母さんの密接さに原因があるようです。

　自閉スペクトラム症を持つ人には、しばしばみられることですが、とにかくお母さんが自分の思うように動かないと気が済まないのです。お母さんがあたかも自分の身体の一部のようで、自分の思うように動かないと腹が立つのです。

　ですから、ちょっと思いがずれると、突然怒ってしまいます。他人ならストレスを溜めながらも何とか耐えるものも、家族に対してはストレートに行動化してしまいます。特にその対象は、自分に一番身近な母親になることが多いように思われます。

自閉スペクトラム症の人はどういう場合に"爆発"し、どんな行動をするのでしょうか。
論理的矛盾

 多くは「こだわり」から発しています。この「こだわり」は日常語の「こだわり」と少しズレがあります。「許せない！」という思いが募り、暴力行為に及びます。

● 「こだわり」と爆発

　自分の「こだわり」に反する言動があると"爆発"します。規則を過度に守る傾向のある人は「ルール破り」に対して爆発することがあります。

　たとえばお父さんが車の運転をしている時に、制限速度をわずか1キロでもオーバーすると、助手席にいる自閉スペクトラム症を持っている子どもが烈火のごとく怒るなどです。物がいつもの場所にない時や手順がいつもと違う時にも爆発することがあります。

　このような爆発は論理的に矛盾した時に起こります。自分の思いと違う言動に対しても爆発しますが、どんな場合にでも爆発する訳ではありません。ただ、他の人にとっては些細なことでも、その人にとっては重要なことなのです。ですので、「まさか」と思う時に爆発が起こります。つまり、思わぬところで"地雷"を踏む場合があります。

　"爆発"すると「わめき叫ぶ」など言葉で済む場合もあれば、「物を壊したり」「殴る蹴る」の暴力がみられたりすることもあります。また自分の身体を掻きむしったり、頭を壁にぶつけたりと、自傷行為がみられることもあります。

被害念慮や幻聴は統合失調症の症状と思っていましたが、M子さんは統合失調症を発病したのでしょうか。

被害念慮、幻聴

 M子さんの場合の被害念慮や幻聴は、背景に事実がありますので、思い込みでも幻でもありません。実際に受けた「辛いこと」が甦っているのです。

● 「壊れちまった」

　被害念慮（注1）や幻聴は統合失調症だけの症状ではありません。統合失調症以外では、覚醒剤の使用によるものなどが想像しやすいかも知れません。うつ状態の時にもみられ、時に統合失調症と間違えられることもあります。自閉スペクトラム症でも一時的に被害念慮や幻聴がみられることがあります。

　M子さんの「人から笑われていると思う」などという被害念慮や、中学の時の友だちや先生の声で、「お前はもうだめだ」「壊れちまった」などと聞こえる幻聴の内容は、M子さんの生活史から了解出来ることだと思います。このように心理的に了解出来るものは、統合失調症でない場合がほとんどです。

　時には自閉スペクトラム症の経過中に、統合失調症が併存することもあるので注意が必要ですが、M子さんはその後の経過を見ても統合失調症ではありませんでした。

注1　被害念慮　「被害を受けているのでは？　と感じる」状態。「被害妄想」との違いは、「妄想」の方は「感じる」状態が「念慮」より強く、「そうに違いない」という断定になる。

第4章　高校生──病気を自覚する

M子さんは一日の大半を寝て過ごす時期がありましたが、いわゆる"引きこもり"と考えられますか。

外出恐怖

M子さんのうつ状態は睡眠障害をもたらし、外出への恐怖も引き起こしています。それで一日中、家で過ごしているのです。この場合は抗うつ薬で治療出来ます。

● **睡眠障害**

　M子さんの場合はうつ状態ですので、いわゆる"引きこもり"ではありません。うつ状態では、眠れなくなったり、一日の大半を寝て過ごす過眠であったりと、睡眠障害（注１）がほぼ100パーセントみられます。

　M子さんはうつ状態の時には、外出の恐怖も強まったり、感覚過敏も強まったりするので、なかなか外には出られません。しかし抗うつ薬の治療で徐々に回復してゆきました。

注１　睡眠障害　うつ状態から起こる不眠には、次の４種類がある。①入眠障害：なかなか眠りに入れない。②中途覚醒：夜中に何度も目が覚めてしまう。③早朝覚醒：朝早くに目が覚めてしまう（７時に起きるつもりで目覚ましをかけても５時に起きてしまい、その後、眠りに入ることが出来ない）。④熟眠障害：眠りが浅い。この中で、うつ状態が引き起こす睡眠障害は③の「早朝覚醒」が最も多いといわれる。
　またうつ状態の睡眠障害には「過眠」もある。過眠は「いくらでも眠ってしまう状態」である。しかしいくら眠っても、身体の疲労はとれず、脳（頭）もぼんやりする。さらに日中、過剰な眠気に襲われることがある。

「外との繋がり」を遮断したいM子さんの"恐怖"とは。

恐怖

 やはり、M子さんは、「20歳で自殺した」姉という「モデル」にこだわっているようです。20歳を過ぎてもなお生き続けている自分に後ろめたさを感じているのです。

● 後ろめたさ

　自閉スペクトラム症を持つ人は、それぞれ独自の恐怖を持つことがあります。

　M子さんの恐怖は、Y中学の生徒や制服から始まり、Y中学から離れて同年代の子どもに対するものへと広がり、さらには一般の人の視線にまで恐怖を感じるようになり、ついには、仕事で社会と関わるようになると、社会全体に恐怖を感じるようになってしまいました。次第に外からの圧迫が広範囲に及ぶようになってゆきました。

　20歳を過ぎた頃からは、「自分の存在を他人に知られる恐怖」という質の異なる恐怖が加わりました。社会保険庁からの通知もそうですが、夜桜見物の時に写真に写りこむことを避けようとしていることにもよく現われています。この恐怖は、M子さんにお姉さんを差し置いて20歳過ぎまで生き残っている自分に対する後ろめたさに原因があるのではないかと思います。

　M子さんは言葉の違和感で関東に戻ったのかと思っていましたが、ひょっとしたら新横浜に降り立って、少し恐怖から解放されたからかも知れません。

第4章　高校生——病気を自覚する

 M子さんは「生活感」のあるものを絶とうと自室に火を付けますが、この時M子さんは錯乱のような興奮状態だったのでしょうか。
日常との決別

 今は使われていない電話番号に何度も電話したM子さんは、「M子さんでない人物」になっていたと考えられます。錯乱や興奮状態というより、解離を疑います。

● 放火

　M子さんが火を付ける直前に、以前に住んでいた関東の家の電話番号に何度も電話していることは錯乱状態のようでもあります。しかしM子さん自身は、火を付けた時の記憶もなく、何で火を付けたのかもわからないようなので、意識が普通の状態でない解離状態（注1）であった可能性があります。

　解離状態は高校の時にもみられていました。塾帰りにY中学の生徒と出会ってパニックになり、警察署に逃げ込んだ時のあの一件です。火を付ける前に、何かきっかけになることがあったのかも知れませんが、それが何かはわかりません。

　「生活感」のあるものを絶とうとしたのか、自分の存在の痕跡を消そうとしたのかもわかりません。しかし錯乱のような興奮状態で火を付けた可能性は少ないと考えます。

注1　解離状態　「自分が自分であること」が失われている状態。「出来事」の記憶も抜け落ちる。その中で、多重人格障害が現われる。辛い記憶を消そうとして、それが原因でこの症状が出る。

症例 4-② N男くん

・初診時年齢　16歳（高校1年生）
・診断　自閉スペクトラム症、統合失調症

● 夜尿・5歳まで

　N男の歩き初めに問題はなかったのですが、話し始めは遅かったようです。母親の記憶では、3歳でも「まんま」など数少ない言葉しか喋らなかったと言います。おしめがとれたのが3歳の終わり頃で、5歳まで夜尿がありました。
　幼稚園の年中組の時に両親が離婚し、年中組の夏にお母さんとともに他府県より引っ越してきました。それで前の幼稚園には通えなくなったので、12月には新しい幼稚園に通うことになりました。その幼稚園には喜んで通い出したのですが、集団の中に入っていくのは苦手でした。それでも限られた友だちとは遊ぶことが出来ました。

● 欠席・小学4年生

　小学校も行き渋ることはありませんでした。でも小学4年生の時には4、5回お腹が痛いと言って休むことがありました。しかし欠席が続くことはなく、1日休むと翌日からは登校していました。
　後日お母さんが話してくれたのですが、欠席の理由は、友だちから嫌なことを言われたので行けなかったとのことでした。成績は中くらいで、運動も得意でしたが、小さい頃から引っ込み思案でした。それでも小学5年生からは積極的になり、「6年生を送る会」の仕切りを任されるほどでした。

● 半月の不登校・中学1年生

　中学1年生の時は文化祭の演奏会での指揮者に立候補して練習をしていたのですが、友だちに何か言われたり、生徒手帳に変な写真を挟まれたりしたことで、半月ほど学校に行ったり行かなかったりしたことがありました。

● 「こだわり」の始まり・中学2年生

　中学2年生になると、折角入った野球部の練習に行き渋るようになりました。「N男のせいで野球部全体の練習がまわらない」と責められるのですが、練習は休んでも平気で試合には参加していました。7月にSNSで「N男はエロです。」と書き込みされる事件が起こり、そこから学校に行けなくなりました。

　そして学校を休み始めた頃から、「こだわり」が強くなってゆきました。たとえば、目覚まし時計や鏡など自分の身の回りの物を置く位置が決まっていないとイヤ、雨戸の鍵を自分で閉めて確認しないと気が済まない、同じ服ばかりを好んで着る、などです。N男の不登校が続くので、お母さんは10月に教育相談センターに相談に行きました。当の本人は、「そんなところに行くぐらいやったら学校に行く」といってセンターには行きませんでした。しかしやはり学校には行かず、不登校が続いていました。

● 「僕の悪口が聞こえる」・中学3年生

　中学3年生になって、やっと登校して別室で過ごすことが出来るようになりました。しかし別室でも、「僕の悪口が聞こえる」と言って、ずっと耳栓をしたままで過ごしていました。5月にSNSの書き込みの件が判明して、先生が間に入って書き込んだ側の生徒から謝罪を受

けたのですが、そこからまた学校に全く行けなくなりました。2学期の終わり頃から、週に2、3日のペースで別室登校するようになり、高校は通信制の高校に進むことになりました。

● **受診・本人は拒否**

　高校は週に2回ぐらいの登校でしたが、それすら行けなくなりました。N男が幼稚園の時から冗談がわからなかったり、中学の時のクラブ活動では練習に行かないのに試合には行ったりと、お母さんも「どこかおかしい」と感じていたので、教育相談センターの勧めに応じて病院の受診を決めました。

　しかし本人は病院に行こうとはしないので、高校1年生の9月に、まずお母さん一人で病院に相談に来られました。

　教育相談センターも自閉スペクトラム症を疑っての紹介で、お母さんのお話からも自閉スペクトラム症と考えられたので、お母さんには長期戦のつもりで本人に受診を促すようにお話ししました。

　初診から2か月後の11月の診察もお母さんだけで、本人は来ませんでした。その時のお母さんのお話では、N男が「誰かと入れ替わった気がする」「身体はN男だけど、N男ではない。僕とN男は性格が同じ」などと話していて、12月30日にはまた入れ替わると言っているということでした。そこで、お母さんに何とかしてN男を早く連れて来て欲しいとお願いしました。

● **妄想・カシワギ仙人**

　翌月の12月には、お母さんが頑張って本人を連れて来てくれたので、N男自身から「入れ替わり」（注1）の話を聞くことが出来ました。N男の話によると、入れ替わりは去年の9月1日頃だったと言います。

第4章　高校生——病気を自覚する

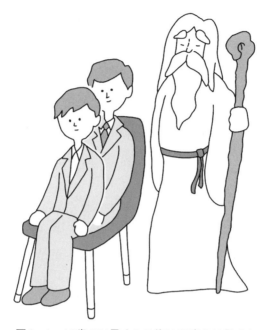

図4-1　16歳のN男くんの後に23歳のN男くん
16歳の"僕"は「上の世界」では23歳。もう一人前の大人。傍らに謎の「カシワギ仙人」がいる。

入れ替わったのは、組織関係者で20人。入れ替わっても何も困らないといい、あとはカシワギ仙人が来て「あなたは自殺する」といった話や、「自分は上の世界では23歳で、上級部部長幹部の筆頭である」といった話をしてくれました。困っているのは、学校に行ってないので勉強の仕方がわからないとのことでした（図4-1）。

● 服薬・「楽になった」

次の約束の受診日には、どうせわかってもらえないからと病院に来なかったので、お母さんだけの受診になりました。お母さんのお話では、家では口調も荒く、服も着替えないと言います。そこでお薬を飲

んでもらうことにしました。次の診察も本人は来ませんでしたが、お薬は飲んでくれていたようで、お母さんが通院に誘うと「また行くから」といい、前回のような拒否はなかったようでした。

　お薬を飲み始めて１か月ほど経ってから、Ｎ男が再び受診してくれるようになりました。服薬を始めてからは、考えることがなくなって楽になったと話しますが、不登校の理由を尋ねると、「ただ立ち止まっていた。憲法改正している。十二世界で人間界は最低。最高は仙人界」と言っていました。

　困っていることとして、「人生がつまらなくなった。考え込んでしまう。すべてを把握してしまった」などと話していました。

　その後も、「テレビを見ていると、『上級部』がどうのこうのと言っている」などと妄想（注２）の話はするものの、４月からは再び登校出来るようになりました。そして、Ｎ男は大分落ち着いて生活出来るようになったので、近くの大学病院で診てもらうことになりました。

注１　「入れ替わり」　統合失調症の陽性症状の一つ、幻覚から出た妄想。解離性障害の「多重人格」と異なるところは、「誰かに支配されているという感覚」が伴うこと。
注２　妄想　統合失調症に多い、被害妄想・関係妄想・誇大妄想は、時に「多重人格」のような「僕は実は○○である」という、自分以外の"自分"を生むことがある。その場合の○○は、「ありえない人物」であることが多い。

N男くんの喋り始めの遅さや5歳までの夜尿症と、後に発症する病気とは、何か関連がありますか。この時点で親が注意しなければならなかったことはありますか。

親子の関係

 夜尿症は、喋り始めの遅さと同じく、自閉スペクトラム症や不安から来ていると思われます。さらに両親の不仲、そして離婚はN男くんの不安を増強させました。

● 家庭環境の不安

　N男くんのご両親は、N男くんが幼稚園の年中さんの時に離婚していますから、年齢にしたら4歳から5歳の頃です。そのことを考えると、N男くんが生まれてからの家庭の雰囲気としては、N男くんが安心して暮らしていける環境ではなかったと想像出来ます。

　夜尿に関してはこのような家庭の環境の影響が大きいと思われます。離婚するまでの両親の不仲の期間の影響が子どもには大きく、離婚してしまってからの方が影響が少なくなります。時期的なことを考えると、N男くんの不安の現われが夜尿症だったと考えられます。

　言葉の発達の遅れは、基本的には自閉スペクトラム症の特性によるものと考えられますが、家庭環境の影響もあったのかも知れません。

　喋り始めの遅さや夜尿は、自閉スペクトラム症や不安が原因と考えられますので、後に発症する統合失調症は別のものと考える方がよさそうです。

　夫婦間には色々な問題があるでしょうが、少なくとも子どもの前では問題を見せない努力をして欲しいものです。

N男くんは大変積極的な性格にみえます。と同時に精神的もろさも感じます。この積極的な部分ともろさは、N男くんが後に診断される病気と関連があるのでしょうか。

もう一つの病

 対人関係の苦手なN男くんは積極的にこの苦手を克服しようと一人頑張ります。しかしもう一つの病が控えていて、N男くんの努力はむなしいものとなりました。

● 腹痛・頭痛

　N男くんは幼稚園の時は行ったり行けなかったりで、集団に入っていくのが苦手でした。小学校は行き渋りはありませんが、小学4年生の時にはお腹が痛くて4、5回休んでいます。幼稚園での様子からみると、N男くんは少し無理をしながら頑張っていたと考えられます。

　自閉スペクトラム症を持つ人が集団の中で頑張ろうとすると、お腹が痛くなったり頭が痛くなったり、身体の症状として現われることがよくあります。N男くんはそれでも学校には頑張って行っていたので、学校に行かなければならないという思いが強いのでしょう。

　小学5年生からのN男くんは積極的にみえます。小学5年生頃というのは思春期の始まりで、友だち関係にも変化がみられる年頃です。家庭では親に反抗的になって、友だち関係の繋がりがだんだん密になっていきます。

● 隠れている病

　思春期は対人関係の苦手な自閉スペクトラム症を持つ人にとっては、

新たな試練を迎える時期になります。N男くんは何かの役に立候補してクラスとの関係を保とうとします。小学5年生では、「6年生を送る会」の仕切りで、中学では文化祭の指揮者です。ただ中学校での周りの子の態度をみると、N男くんを中心にクラスで一致団結して頑張ろうという雰囲気でもなさそうです。N男くん一人の頑張りです。

　もろさは、自閉スペクトラム症を持つ人の対人関係を作る苦手さの現われで、積極的な部分はその苦手さを埋め合わせようとする手段と考えられます。ここではまだ後に見られる統合失調症とのはっきりした関連はなさそうです。

 野球部に入って、練習は休むのに試合には出るというN男くんの思考過程はどこから来るのでしょうか。

目的と過程の解離

 N男くんの中では「野球部に入ること」即ちそれは「試合に出ること」なのです。目的地に行くためには過程があるということが理解出来ないのです。

● **目的しか見えない**

　自閉スペクトラム症を持つ人のクラブ活動での態度でしばしば見られるのは、練習には参加しないのに試合だけ行くというN男くんのような態度です。練習では基礎体力を養うために走りこんだり、筋力トレーニングをしたりすることがあると思います。普通それは目的とする運動のパフォーマンスを高めるためのものですが、そこがなかなか

繋がりません。たとえば、バドミントン部に入ったのに、「バドミントンをしないで何で走るのか」と言って走ろうとはしません。スキー部ではスキーのシーズン以外での練習の意味がわかりません。N男くんにとっては、「野球の試合をすること」が興味の中心です。そのための練習という意識は希薄なので、練習しないのに野球の試合にだけ出ることに後ろめたさはありませんし、野球部なので野球の試合に出るのは当然のことなのです。

不登校になったこと（中学2年生）と"こだわり（強迫）"が強くなったことは、何か関係があるのでしょうか。

強迫傾向

小学生の頃からあった不安・うつ状態が、中学生になると顕在化し、学校に行くことが出来なくなりました。自閉スペクトラム症の強迫もより強まって来ました。

● うつ状態の現われ

　N男くんは、小学生の時から不安・抑うつ状態があった可能性がありますが、中学生になってクラスでもクラブ活動でも対人関係が上手くいかず、そのためはっきりとうつ状態になってきたようです。学校に行こうと思っても行けません。

　うつ状態になると強迫症状が新たに出てくることもありますし、自閉スペクトラム症の強迫傾向がより強まることがあります。

　N男くんが、中学2年生の時に対人関係がうまくゆかず不登校に

第4章 高校生──病気を自覚する

なったことと、"こだわり（強迫）"が強くなったことは、ともにうつ状態の現われと考えてよいでしょう。

 中学3年生頃に"幻聴"が始まっていますが、この幻聴はそれ以前に受けたSNSでの「書き込み」(いじめ)の件と何か関わりがあるのでしょうか。

幻聴

 N男くんの幻聴は、次に現われる「統合失調症」から起こったものではなく、「いじめ」が引き金となって「うつ状態」に陥ったことが原因です。

● SNSが引き金

　幻聴は幻覚の一種です。幻覚というのは、対象がないのに感覚的な鮮明さをもって知覚される現象を言います。したがって幻聴は、聞こえるはずのないものがはっきり聞こえるという現象です。

　N男くんは中学2年生の7月に、SNSで「N男はエロです。」と悪口を書かれています。そこから学校に行けなくなっているのですから、よほどショックなことだったのでしょう。

　遡って、中学1年生の時には、友だちに何か言われたりして、学校に行ったり行かなかったりしていますから、やはり悪口は相当嫌なことだったのでしょう。「僕の悪口が聞こえる」というN男くんの幻聴は、少なくとも中学に入ってからの対人関係のトラブルを考えると、それほど奇異なこととは思われないでしょう。

うつ状態の時には、このように心理的に了解出来るような幻聴がみられることがあります。

　N男くんの「誰かと入れ替わった感じがする」という症状は、いわゆる「多重人格」なのでしょうか。

「誰か」とは誰？

　統合失調症から起こった感覚です。「多重人格」というより、N男くんの場合、妄想です。入れ替わった「誰か」が妄想の中で育っているようです。

● 一次妄想・統合失調症

　N男くんの「誰かと入れ替わった感じがする」という「誰か」というのは誰なのでしょうか。「誰か」というのがN男くんの別の人格なら多重人格かも知れません。それと同時に、「身体はN男だけど、N男ではない。僕とN男は性格が同じ」と、単にN男くんの中での人格の入れ替わりだけでは理解出来ないことを言っています。

　N男くんに会って話を聞いてみると、「入れ替わったのは、組織関係者で20人」と言い、入れ替わった「誰か」は「組織関係者」ということで、別の人格ではなさそうです。また「自分は上の世界では23歳で、上級部部長幹部の筆頭である」という妄想を語っています。因みに、妄想というのは、間違った推論によって外界の現実について生じた誤った確信のことを言います。そしてその確信は、自分一人だけにしか通用しません。

このような心理的に了解出来ない確信を一次妄想（真正妄想）、心理的にそれなりに了解出来るものを二次妄想と言います。一次妄想は統合失調症でみられる重要な症状です。

したがってＮ男くんの「誰かと入れ替わった感じがする」というのは、どうも統合失調症の症状だったようです。

 Ｎ男くんのように自閉スペクトラム症と統合失調症を両方発症することは珍しいのでしょうか。
二つの病

 統合失調症と自閉スペクトラム症が併存する人は、１万人に１人ぐらいでしょう。Ｎ男くんの場合は不幸にも、うつ状態、そして幻覚症状も現われてしまいました。

● １万人に１人

統合失調症と自閉スペクトラム症の併存の割合を統計的に正確に調べることは困難と思われますので、臨床経験からのざっくりとした話になります。

統合失調症はおよそ100人に１人弱が罹る病気と言われています。自閉スペクトラム症は、DSM-5によりますと、100人に１人程度が罹る病気だそうです。

そして自閉スペクトラム症と診断した人の中にも、やはり100人に１人弱の統合失調症を併存している人がいますので、両方発症する人は１万人に１人ぐらいでしょうか。

N男くんの「多重人格のような症状」は治るのでしょうか。

病の消失

統合失調症による「多重人格のような症状」は薬で消えることがあります。ただ、この症状が消えても、統合失調症そのものが治ったということではありません。

● 消えると治るは別問題

　N男くんの多重人格のような症状は統合失調症の症状の一つ（注1／図4-2）で、抗精神病薬で消えることがあります。一つの症状（陽性症状）の消失という意味では治ると言えますが、統合失調症が治るということとは別の問題です。

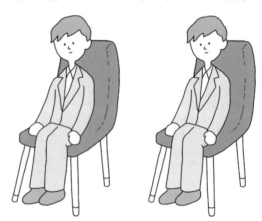

図4-2　N男くんが二人

　「僕はN男です」「僕もN男です」──N男くんは、「僕は身体（姿）はN男だけれど、実はN男ではない」と言う。そして「"誰"かと入れ替わった」と言う。しかし「性格は同じ」とも言う。"誰"かとは誰？　それはN男くん自身である。統合失調症の陽性症状の一つ、「誰かに支配されている」という幻想から出た「二人のN男くん」。

注1　統合失調症の症状の一つ　自我意識障害。「自分が自分でない感じがする」というもの。人格の変化によって「多重人格のような症状」を呈する。

第4章 高校生──病気を自覚する

 N男くんはまだ症状が完全には消えていないようですが、通院先を変えても大丈夫でしょうか。
見極め

 とても心配です。今、現われている症状が、自閉スペクトラム症から出ているのか、統合失調症なのかを見極めなくてはなりません。それで治療法が変わります。

● 寛解

　統合失調症の症状が落ち着いてきたことを治癒と言わずに寛解（かんかい）と言います。これはまた病気が悪くなって症状が出てくる可能性があるからで、そういう状態を治癒と言わずに寛解と言います。

● 併存の場合の注意

　統合失調症のような精神病は、良くなったり悪くなったり、波があるのも特徴の一つです。N男くんは転院の頃は落ち着いていましたが、いつか再び悪くなる可能性があります。自閉スペクトラム症も強いストレスがかかると、統合失調症のような精神病状態になり幻覚妄想がみられることがあります。精神病状態になった時に、何が統合失調症の問題で、何が自閉スペクトラム症の問題なのかを見極めて治療しなければなりません。
　また比較的落ち着いている時も、当然のことながら統合失調症と自閉スペクトラム症の両方の観点から診なければならないのです。
　これらは精神科医であれば皆対応出来るという問題ではないので、きちんと対応出来る医師がどのくらいいるのかが気になるところです。

コラム 「DSM」

● DSMとは

　精神の障害に関して世界的に使われている診断基準は現在2つあります。1つは世界保健機構（WHO）が作成したICD、他の1つはアメリカ精神医学会が作成したDSM（Diagnostic and Statistical Manual of Mental Disorders）です。DSMとICDは相互に参照しあいながら改変が重ねられていますが、自閉スペクトラム症を含む発達症領域については、アメリカの研究が進んでいることもあり、DSMがリードしている感があります。

　DSMは時代とともに改訂され、出版された順にDSM-Ⅰ、DSM-Ⅱ、DSM-Ⅲ……というふうに番号が付けられています。アメリカの児童精神科医レオ・カナーが最初に自閉症の症例報告を書いたのは1943年ですが、自閉症の診断基準がDSMに初めて掲載されたのはそれより30年以上遅れたDSM-Ⅲ（1980年）の時でした。

　それ以降、自閉症概念はDSMが改訂されるたびに大きく変化し、現在のDSM-5（第5版からローマ数字ではなくアラビア数字が用いられます）へと変遷していきます。以下にその経過をみていきましょう。

● DSM-Ⅲ

　DSMに初めて"自閉症（autism）"ということばが登場したのはDSM-Ⅲでした。その中に"幼児自閉症（early infantile autism)"という名前（診断名）が掲載され、診断基準が示されています。

それをみると、"他者に対する反応性の全般的な欠如"、"言語発達における粗大な欠陥"という具合に、当時、典型的な自閉症の特徴と考えられていた所見が列記されています。この幼児自閉症を含む"全般性発達障害"（現在は広汎性発達障害と訳されます）という「くくり」が現在の自閉症概念の出発点と考えられます。このように、DSM-Ⅲが想定した自閉症の臨床像は、カナーの報告に登場する自閉症（いわゆるカナータイプ）の子どもたちでした。

● DSM-Ⅲ-R
一方、自閉症の特徴を有しながら、必ずしも対人反応性が全般的に欠如していないケースの存在が知られるようになりました。後に"アスペルガー症候群"として有名になるハンス・アスペルガーの報告に登場する少年たちは、そのような症例と言えます。このような状況を受け、DSM-Ⅲから6年後に出版された改訂第3版（DSM-Ⅲ-R）では同じ第3版とは思えないくらい大幅な改訂がなされました。

そこでは、DSM-Ⅲと同じ広汎性発達障害という大きなくくりの下に「自閉性障害」（つまり自閉症）が位置付けられていますが、その診断的特徴が3つの領域（「対人相互的反応の質的障害」「コミュニケーションと想像的活動の障害」「限局化された興味・活動」）に分類されています。それと並ぶ重要な修正点として、自閉症の対人的特徴が、改訂前の"反応性の欠如"という視点から"相互性の障害"へと変更されています。こ

のことは「自閉」が意味すること、言い換えると自閉スペクトラム症という障害の本質は、対人反応性の大小という量的問題ではなく、対人反応に相互性がみられるかどうかという質的問題であることを示しています。ここから自閉症概念は厳密化され、広がると同時に深まりながら最新のDSM-5に至るまで、この対人相互性の障害という基本的考え方は維持されます。

● DSM-IV、DSM-IV-TR（DSM-IVテキスト改訂版）

　その後、自閉症の特徴を部分的に有する一群のうち、対人性の障害および限局化した興味・活動の２つを有し、言語や認知の発達に遅れがないという病態をアスペルガー障害とし、カナータイプの自閉症と区別するべきであるという見解がDSM-IVで採用され、自閉症圏の障害（広汎性発達障害）の中に初めて病型が登場しました。

　DSM-IVでは、"対人相互的反応の質的障害"、"限局化された興味・活動"を広汎性発達障害（PDD）に共通してみられる障害の２領域とし、"早期の言語発達と想像的活動の異常"を広汎性発達障害のうち自閉性障害（自閉症）のみがあてはまる障害領域と位置付けました。このようにして、広汎性発達障害という上位概念の下に「自閉性障害」「アスペルガー障害」、それらにうまくあてはまらない「特定不能の広汎性発達障害」（以下、PDD.NOS）という病型が設けられました。

　このうちPDD.NOSには明確な診断基準がなく、多様な臨床像が含まれることになります。その中でも、いわゆる自閉的特徴がアスペルガー障害よりも目立たないグループは、広

汎性発達障害と定型発達の中間的存在ではないかと考えられていますが、現在のところ明確な根拠はありません。ただし、注意すべき点は、PDD.NOSの人は決して障害が軽い訳ではなく、自閉的特徴が目立たないゆえに支援や理解が得難く、苦悩することや二次障害に苦しむケースが多いことです。既にお気付きと思いますが、本書に登場するケースは自閉スペクトラム症のうち、このタイプが少なくありません。

● DSM-5

　最新版であるDSM-5ではDSM-IVで用いられたPDDの病型が廃止され、自閉スペクトラム症（autism spectrum disorder、以下ASD）という１つの診断に包括されています。

　そして、DSM-IV（およびDSM-IV-TR）ではPDDの診断的特徴として３つの領域が用意されていたのに対し、DSM-5では「対人的なコミュニケーションと相互作用」と「限局化された行動や興味」という２つの領域に統合されています。

　これらは、基本的にはDSM-IV（およびDSM-IV-TR）のなかでPDDの共通基準とした２領域と同じであり、自閉性障害のための基準として第３の領域に（別枠として）位置付けられていた所見も上記２つの領域に編入されました。

　つまり、自閉症から出発し、DSM-5のASDに至る自閉症概念は、現在、上記２領域の特徴を根本に据えているものとなっています。（十一元三）

第5章

大学生

——病気に苦しむ

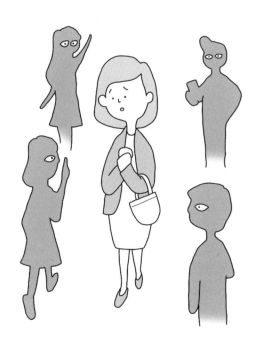

K子さん

- 初診時年齢　21歳（大学3年生）
- 診断名　解離性障害

● 大学3年生11月

　K子はある地方都市出身で、地元の短大に通っていました。短大を卒業するにあたり、もう少し英語の勉強がしたいと考えて、地元を離れて英米語学科のある4年制大学の3年生に編入しました。その大学の学生相談室から勧められて、大学3年生の11月に受診しました。

● 記憶が飛ぶ

　K子が学生相談室を訪れたのは6月のことでした。もともとの相談の内容は恋愛のことで、ブラジル人の彼氏が自分のマンションに居ついてしまって、息を抜く間もないというものでした。しかし、部屋からどうやって彼氏を追い出すかという方法を相談するのではなく、話はK子の記憶のことに移っていきました。

　彼氏によると、K子には記憶がなくなる時間があると言います。彼氏に「さっきまで、すごく怒っていたよ」と言われても、K子には何のことやら見当も付きません。腕が痛いので見てみると、腕に切り傷が付いている。よく考えてみると、彼氏と喧嘩して、彼氏が怒って出て行った後の記憶がありません。

　相談員によると、K子は来年に教育実習を控えており、記憶が飛ぶことに不安を感じている様子だったので、病院を受診することを勧めたと言います。

● 統合失調症か解離性障害か

　初めの受診の時の悩みは、もの覚えが悪いということでした。小学校の時は、本人によるとバレーボールの英才教育を受けていたと言いますが、それ以外のことはあまり覚えていない様子でした。中学生の時には、保健室で休むことが多かったために、中学2年生の時に学校から勧められて精神科を受診したと言います。その時は統合失調症（注1）を疑われ、地元の大学病院を紹介されたものの、解離性障害（注2）かも知れないということでしたが、診断は付かなかったようです。高校2年生の時に、散歩に出かけて10キロメートルぐらい記憶がないまま徘徊したことは覚えていました。

　昔から、覚えても忘れるというのですが、勉強には不自由を感じていません。英単語が覚えられないということもありません。しかし大学ではセミナーがあること自体忘れたり、授業があるのを忘れて単位を落としたりしています。

　飲食店でのアルバイトでは、店のメニューを覚えることに問題はなかったのですが、シフトを間違えて迷惑をかけていました。コンビニでのアルバイトでは、払い込みの手続きなどは覚えることが出来るのですが、どこまでレジを打ったのかがわからなくなります。物忘れ以外には、緊張すると訳がわからなくなるというのも悩みです。

● 離人症状

　K子には色々な症状がありますが、試験で緊張すると気分が落ち込むなど、気分の不安定さがみられるので、まずは抗うつ薬を使いながら経過をみることになりました。1月の半ば頃まではわりあい調子よく過ごしていたのですが、半分魂が抜けているような気がする、手が自分の手でないみたいなどと、離人症状（注3）を訴えることがあり

ました。2月に入ると学校は春休みなのですが、就職活動で忙しく、あまり調子がよくなく解離症状が多くみられました。お金や鍵がどこかに行ってしまって、何でこんなところにあるのというところで見付かります。掛けていたメガネが、なぜか浴槽で見付かることがありました。

良くなったり悪くなったりしながらも4年生を迎え、5月末から始まった3週間の教育実習も無事に終えて、7月末の試験も無事に乗り切りました。

9月の診察には、初めて別の人格のK子がやって来ました（図5-1）。背筋を伸ばしてはきはき喋り、主語は「自分」という言葉を使います。足は男性のように軽く開き、その口調や態度は体育会系の男性のようでした。「いつものK子さんと違うようですが」と問いかけると、「今の"彼"と、いつもの自分と半々でやっています」と言い、"彼"と「いつもの自分」は連絡を取りあっているとのことでした。来年は実家に帰って就職しようと思うと話し、次のようなメモを渡してくれました。

<中の人たちのこと>
① 中の人が居ること（寝ている人も含めて20人弱）。
② 中の人たちと協力して何とかやれているので、統合とか治療は考えていないこと。

<近況>
① 気分が落ち込むことが多く、無意識に自傷してしまうこと（メインの2人）。
② これから仕事を始めたり車の免許をとるのに不安が多いこと（交代している時）。

10月の診察に来たのも9月に来た別人格のK子でした。"彼"によると、「あんまり良くない感じで、いつもの子が出て来れない。"彼"がメインになっている。今までは半々でやって来たけれど、今は"彼"が7割から8割。他の子もごちゃごちゃいる。いつもの子の状態が悪いので、抗うつ薬か何かで良くならないのかと思って頼みに来ました」とのことでした。

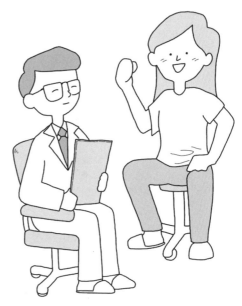

図5-1　別人格の出現

K子さんの中には、20人ほどの別人格が存在する。その中の"彼"は、K子さんとは違いとても元気だが、彼が消えないとK子さんの症状は良くならない。

● 発達障害への心配

10月の診察後に実家に帰り、少し落ち着いたのか、11月の受診はいつものK子でした。この時は実家のお母さんも一緒に来られたので、病状や実家に帰ってからするべきことをお話ししました。

12月は卒論で四苦八苦している時期で、いつものK子はなかなか出て来ることが出来ません。受診は"彼"がやって来ました。

年明けの1月の受診は、卒論の提出が終わったこともあるのか、いつものK子がやって来ました。少し良くなった自覚はあるのですが、まだ疲れやすく、"彼"の出番も多いようです。2月の受診もいつものK子でしたが、気分の落ち込みが目立って、ぐっすり眠れていない状態でした。

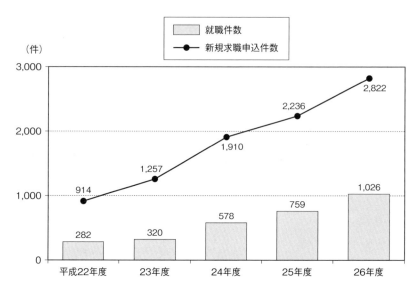

図5-2 発達障害者の新規求職申込件数及び就職件数の推移
厚生労働省の資料に基づき、総務省が作成した資料より改変引用。

　大学を卒業したので、これで地元に帰るとのことでした。しかしこれから就職すると、自閉スペクトラム症の問題が前景に出て来ますので、ますます治療が難しくなっていくと思われます（図5-2）。"彼"の役割が終わり、"彼"の姿が消える日が来ることを念じて止みません。

注1　統合失調症　スキゾフレニア（schizophrenie：SZ）。「schizo」は「分かれた」、「phrenie」は「こころ」。即ち「こころが分かれた」状態を表現した語。精神障害の一症状。かつての精神分裂病。幻聴・異常行動を伴う場合がある。発症のメカニズムなど原因は不明。精神疾患として重い病であるが、治療可能な病気である。
注2　解離性障害　dissociative disorders（DD）。「自分が自分である」という感覚が失われてゆく病。自分を外側から見ているという感じが、その最大の症状。
注3　離人症（状）　DSM-5では解離性障害に分類される。

第5章　大学生──病気に苦しむ

K子さんの「記憶がなくなる」のは、解離症状なのでしょうか。

自分がいない

人間というものは、意外と無意識に動いているもので、病気でなくとも解離状態となることがあります。ただK子さんの解離はこの無意識とは違うものです。

● **自動症**

　まず「解離」というのが聞きなれない言葉だと思います。たとえば、自動車を運転している場合のことを考えてみましょう。

　自動車を運転している時は、常に運転を意識している訳ではありません。運転をしながら晩御飯のことや明日の仕事のことなどを考えたりします。それでも事故を起こすことなく運転出来ます。この運転しながら「頭の中で運転の意識がお留守」になっている状態が、一種の解離の状態なのです。

　この解離は全く普通の出来事で、病的な意味はありません。実は、運転時間の約20パーセントは走行中に起こったことを全然思い出せないと言われています。これが正常なのは、たとえば、他のことを考えていても、急に危険運転をする車が現われたりすると運転に集中出来るからです。人間は意外と自動的に動いている部分があるのです（正常な自動症）。つまり解離は正常でも起こることですが、病的な解離が問題なのは、解離が勝手に起こって、自分の意思では元に戻せないことです。

　病的な解離の状態は、「普通は統合されている意識、記憶、同一性（identity／注1）、感情、知覚、身体イメージ、運動制御、行動が中断」

する状態と言われています。そして中断すると倒れるのかと思いきやそんなことはなくて、自動症（注2）の状態になっているので、他の人からみるといつもと変わらぬ行動をしていることが多いのです。

● **離人症**

DSM-5で解離症群として分類されるのは、解離性同一症、解離性健忘、離人感・現実感消失症、他の特定される解離症、特定不能の解離症です。ここに離人感・現実感消失症という疾患がありますが、K子さんの症状としても離人症状というのがありますので、離人症状について少し見ておくことにしましょう。

離人症状は一言でいうと、自分や周りのものに対して実感が持てないという症状です。自分に実感が持てないということをもう一歩踏み込んで考えて、自分であることに実感が持てないこと（自我意識面の障害）と自分の身体に実感が持てないこと（身体意識面の障害）に分けて考えるとわかりやすいと思います。

自我意識面の障害は、「自分が存在すると感じられない」「自分が行っていることに対して、自分がしているという感じがない」「私は元の自分ではなくなってしまったような感じがする」という言葉でイメージが持てると思います。

身体意識面の障害では、「自分の手や足が自分のもののような感じがしない」「自分の身体が自分の身体のように感じられない」「自分の身体が生きているという感じがない」などという訴えがみられます。

周りのものに対して実感が持てないというのは、対象意識面の障害です。対象意識面の障害では、「自分が今まで親しんできた人や物がなんとなく疎遠に感じる」「街を歩いている人々が生きている感じがしない」「外にあるものと自分の間にヴェールでもあるようでピンと

こない」「そこに机があることはわかるが、実際にあるという感じがしない」などと訴えます。

　因みに、DSM-5では自我意識面の障害と身体意識面の障害を離人感（depersonalization）と言い、対象意識面の障害は現実感消失（derealization）と言っています。

　K子さんは「半分魂が抜けているような気がする」（自我意識面の障害）や「手が自分の手でないみたい」（身体意識面の障害）について話しています。また記憶に関しては、高校時代に「散歩に出かけて10キロメートルぐらい記憶がないまま徘徊した」という典型的な解離性健忘の症状がみられます。

　K子さんの「記憶」に関しては様々な要因を考えなければなりませんが、学生相談室での相談内容の「記憶がなくなる」というのは解離症状と考えられます。

注1　同一性（identity）　エリクソン（Erik Homburger Erikson）によって定義された自我同一性（ego identity）と同義的に用いられることがあるが、ここでは人格的同一性と考えてよいだろう。すなわち、ある一定の人格との間、あるいは一定の集団との間で、安定的に基礎づけられた自己像である。

注2　自動症　この名称は、1889年、フランスのピエール・ジャネによって付けられた。誰かが自分を操っているように感じるため「させられ体験」とも通称される。解離性障害の「憑依」では、自分に誰かが乗り移っている時、"自分"はそれを背後から見ているという感覚になる。

Q2 英単語は覚えられるのに、その日授業があるのを忘れる、バイトで「払い込み手続き」は覚えられるのに、どこまでレジ打ちしたか忘れる、などの奇妙な記憶症状はなぜ起こるのですか。

解離症

「物忘れ」はおそらくK子さんの中に潜む自閉スペクトラム症が前景に出て来てのことと思われます。この「**物忘れ状態**」は「**うつ状態**」によっても起こります。

● うつと「物忘れ」

英単語を覚えるとか「払い込み手続き」を覚えるというのは知識の習得です。K子さんは編入試験にも合格しているので、知識を習得するという記憶に関しては問題ないと思われます。

K子さんはむしろ日常生活のことで「忘れる」こと（注1）が多いのが問題なようで、この物忘れに関しては自閉スペクトラム症や注意欠如・多動症などの要因も考えなくてはなりません。

うつ状態でも、「もの」を忘れやすくなったりしますし、解離症が影響している場合もあります。

注1　日常生活のことで「忘れる」こと　この「物忘れ」は自閉スペクトラム症の人にしばしば見られる。自閉スペクトラム症を持つ人の中には、「忘れること」「失うこと」の重要性を気にかけない人がいる。普通は「つい、うっかり忘れた」場合でも、「忘れることはいけないこと」と反省するが、自閉スペクトラム症を持つ人は、そもそも「忘れることはいけない」と思っていない場合がある。

第5章　大学生——病気に苦しむ

 K子さんに突然、別人格の"彼"が出現しますが、K子さんは多重人格なのですか。

憑依体験

 K子さんは、とても苦しんでいます。辛いのです。それで「自分」でないものになろうと、"何か"に憑依するのです。その状態が多重人格です。

● **解離性同一症**

Q1で述べた解離症群の中の解離性同一症というのがいわゆる多重人格で、K子さんはそれにあたります。

DSM-5では「解離性同一症」は、

　2つまたはそれ以上の、他とははっきりと区別されるパーソナリティー状態によって特徴付けられた同一性の破綻で、文化によっては憑依体験（注1）と記述される。同一性の破綻とは、自己感覚や意思作用感の明らかな不連続を意味し、感情、行動、意識、記憶、知覚、認知、および／または感覚運動機能の変容を伴う。これらの徴候や症状は他の人により観察される場合もあれば、本人から報告される場合もある。

と、記されています。

注1　憑依体験　宗教的瞑想状態から起こるもの、また「狐憑き」などの民俗学的幻想に依るものなどがある。解離性障害の場合、気を付けなければいけないことは、この「憑依」を統合失調症から来ているものと誤診される場合があることである。

157

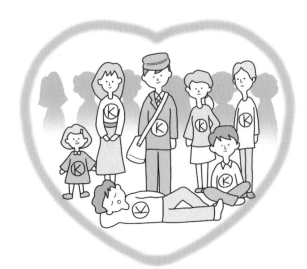

図5-3 K子さんの「中の20人」
K子さんのこころの中には、20人ほどの人が棲んでいる。その中の一人"彼"は、K子さんのメッセンジャー。

 K子さんは自分の中に"彼"という別の人格があることにはっきり気付いているのですか。

"彼"のこと

 K子さんは一人ではありません。K子さんの中には別のK子さんが20人もいます。その中の一人が"彼"です。彼はK子さんにとって都合のいい存在のようです。

● 20人のK子さん

　K子さんのメモによると、K子さんの中には、「寝ている」人も含めて20人弱の人がいるとのことでした（図5-3）。
　解離を助長してもいけないので、それぞれがどういう「人」なのか

は聞いていませんが、"彼"を含めた20人弱の存在には気付いているということでしょう。実際に、"彼"の受診の後、K子さん自身に"彼"の存在について聞いてみましたが、「知っている」とのことでした。しかし"彼"のことを詳しく話そうという気配は感じられなかったので、"彼"のことをどのように思っているのかは聞いていません。

 K子さんは普段のK子さんの時より"彼"になっている時の方がしっかりしているようですが、この「二人」はどのような関係にあるのでしょうか。

二人の関係

 "彼"もまたK子さんなのです。ただK子さんとは人に接する時の態度が異なります。それは"彼"がK子さんのメッセンジャーという役を演じているからです。

● "彼"が消える時

　受診の時の"彼"は、確かにはきはきとものを言い、しっかりした印象でしたが、K子さんの単なるメッセンジャーのようでした。卒業後のことや人格が複数いることを告げたり、薬のお願いをしたりと一方的に話をします。K子さんの方が言葉は乏しいのですが、感情の交流などの対人相互性は"彼"よりも優れているように感じられました。

　"彼"も結局はK子さんです。K子さん自身が"彼"の役割もきちんと果たせるようになると、"彼"の役目は終わります。出現頻度が少なくなって影が薄くなり、最後には消えてしまいます。

大学卒業後、K子さんに自閉スペクトラム症の問題が出て来るというのは、K子さんのどのような状態から推測されるのですか。

精神疾患の併存

「解離」に隠れていた、本性ともいうべき自閉スペクトラム症が表に出て来ました。K子さんは「日常」を奪われます。予定を忘れ、緊張し、無表情になります。

● 治療の中心

　自閉スペクトラム症の中心症状の一つは、コミュニケーションの障害と人との相互作用の障害なので、自閉スペクトラム症であることは少し会話をすれば大体はわかります。K子さんも、話をしてみるとすぐに自閉スペクトラム症を持っていることはわかったのですが、K子さんが受診したのは、教育実習を控えて記憶が飛ぶのが不安だったからなので、まずはこのことを主眼に扱わなければなりませんでした。

　成人になると自閉スペクトラム症に様々な精神疾患が併存する場合が目立ってきます。この場合、併存するすべての疾患に目配りをする必要はもちろんですが、治療の中心（clinical attention）をどこに定めるかが重要です。K子さんの場合は、解離を起きにくくすることが大切なので、まずは気分の安定をはかる必要がありました。一方で、学生相談室へは自閉スペクトラム症の支援をするようにお願いしました。

● ベースの疾患

　教育実習も無事に終え、卒論のストレスも乗り切り卒業を迎えたので、気分もおおむね安定してきました。そこで今度は前景に出てくる

第5章　大学生──病気に苦しむ

のがベースである自閉スペクトラム症の問題です。K子さんは、知識を記憶することに問題はないのに、日常の予定などは忘れてしまいます。このギャップは自閉スペクトラム症の可能性を示唆します。

またK子さんは少なくとも中学の時から、何回も同じことを繰り返し聞くことが多かったといいます。この「繰り返し」が二つめの自閉スペクトラム症の中心症状です。また緊張しやすく、緊張すると無表情になって固まってしまいます。前の相談室での話が急に気になって、突然相談室に現われたりします。

大学の相談室では自閉スペクトラム症の支援をしてもらっていましたが、診察では「時間的な問題」を取り扱うことが出来ませんでした。それで今後の支援が上手くいくかの不安が残りました。

K子さんの解離性障害と自閉スペクトラム症（ASD）はどのような関係にあるのでしょうか。
苦しむこと

ASDがベースにあるため、解離性障害が起こっているのです。「解離」が出るのは苦痛からです。しかし他の人にそのことを理解してもらうのは難しいことです。

● 解離性障害の辛さ

自閉スペクトラム症を持つ人の臨床では、解離性障害を併存する人に出会うことは珍しくありません。

解離性障害は耐え難い苦難が続くと生じることがあります。たとえば虐待ですが、特に性的虐待では顕著にみられます。これは誰にとっ

ても辛いことだろうと想像出来ますが、自閉スペクトラム症の人も同じような辛い経験をされているのでしょう。

中学生の男子で自閉スペクトラム症と解離性障害を併存する例をあげてみましょう。

彼は小学生の時からずっと「いじめ」を受けてきました。と言ってもその「いじめ」は彼が「いじめ」と感じる「いじめ」です。彼はあいさつ代わりに肩をポンと軽く叩かれただけで「いじめ」と受け取るのです。

日常に普通に行われていることでも、彼にとっては「いじめ」となってしまうことは山ほどあります。しかし先生に訴えても親に訴えても、実際に「いじめ」はないので相手にしてもらえません。彼は小学生時代、このように自分が感じる「いじめ」に耐えて来ました。

その彼が中学生になって、何かのきっかけで暴力を振るうようになりました。普段は大人しい生徒です。そして本人には暴力を振るっている間の記憶は全くありません。

このように自閉スペクトラム症を持つ人は、解離症状を引き起こすほどの他の人からは想像も付かない苦難に耐えながら生活していることがあるのです。

K子さんの場合、何が自閉スペクトラム症と関連しているのかは不明です。ただ、女性にしばしばみられることですが、レイプのような性的被害にあったことがあるのかも知れません。

> コラム

性的虐待と解離症状

● 加害者が身内

　性的虐待の多くは加害者が身内で目撃者がいません。加害者に脅される場合もあります。また性的虐待は繰り返され、逃れられなくなります。被害者は被害者であるにもかかわらず、罪の意識を持ってしまって「なかったことにしておこう」という意識も生じます。どうすることも出来ないので、被害者は逆らうのを止めて、寝た振りをしたり、虐待されている時に解離状態になったりします。何回も繰り返されるうちに自己嫌悪に陥り、解離がだんだんとひどくなっていきます。

　虐待が繰り返されるうちに、薬物乱用、爆発性、非行などがみられるようになり、そのため告白しても誰にも信じてもらえず、発見が遅れてしまいます。さらに告白したことで、逆に怒られたりするので話を撤回してしまいます。

● 性的虐待順応症候群

　以上のような性的虐待の秘密性、どうしようもないこと、逃げられないこと、発見が遅れること、撤回してしまうことを"性的虐待順応症候群" child sexual abuse accommodation syndromeと言います。

　この症候群にあるように、性的虐待を受けた子どもには解離症状がしばしばみられます。逆に解離症状を伴う虐待児は、性的虐待の可能性も視野に入れた保護が必要となります。

第6章

発達障害とは

――それは病なのか、性格なのか

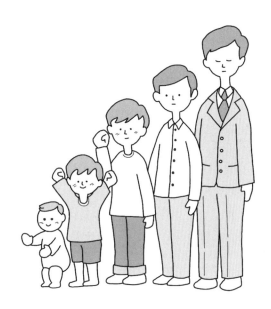

事例1-① Hさんのこと──20歳の不幸

● **女の人の笑い声**

　Hさんが20歳の時のことです。8月の下旬のある日の真夜中に、川の堤防で騒いでいた高校生5人のうち2人を包丁で刺し、1人は死亡、1人が重傷を負うという事件を起こしてしまいました。

　堤防からHさんの家までは30メートルほどで、その高校生たちの話し声や笑い声が聞こえる距離でした。Hさんは自宅でテレビを見ていたところ、外から笑い声が聞こえたので犯行に及んだということです。

　ちなみにHさんが見ていたテレビ番組は、お笑い芸人が司会をしているバラエティ番組で、笑い声も絶えない賑やかな番組でした。それでも外からの笑い声、特に女の人の笑い声が気になったとのことです（図6-1）。それですぐに犯行に及んだかというとそうではありません。最初は包丁を持って付近まで行ったものの、何もせずに自宅に戻っています。

● **タイヤを切る**

　自宅に帰っても高校生たちの話し声が一向に収まらなかったため、再び堤防に向かおうとしました。外出しようとした時に家の人に見つかり、「どこに行くの」と尋ねられ、「堤防に散歩に行って来る」と言って家を出ました。

　真っ直ぐ堤防に向かって、「近所迷惑になるので、静かにしてくれませんか」と言ってはみたものの、「やっぱり止めてくれないだろうな」と思い、いったん堤防を降りて駐輪してあった高校生の自転車のタイヤを切ってみて、そのあと背後から2人を刺しました。あとの3人は被害者の悲鳴を聞いて逃げてしまったので、刺すことは出来な

第6章　発達障害とは──それは病なのか、性格なのか

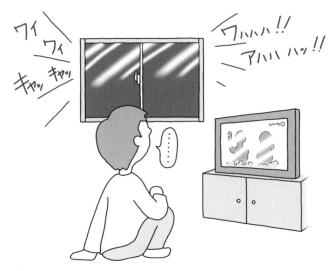

図6-1　ただテレビを見ていただけなのに
テレビの中の笑い声は気にならなかったのに、外の声は気にさわった。

かったようです。

事例解読：Hさんの生い立ち

　Hさんは「自閉スペクトラム症」という発達障害を持っています。もちろん自閉スペクトラム症を持っている人たちが、みな平気で人を刺し「殺す」という訳ではありません。それではなぜHさんは人を刺し、「殺し」てしまったのでしょうか。まずはHさんの生い立ちから見てみましょう。

● **生後3か月**

　Hさんのご両親にはある事情があって、別々に暮らすことになり、Hさんはお母さんに育てられることになったのですが、お母さん一人

167

で育てるには経済的に厳しかったため、生後3か月でお母さんの弟さんが育てることになりました。この叔父さん夫婦に預けられてからは、お母さんは「親戚のおばちゃん」としてHさんにたまに会うことはありましたが、Hさんの養育に関わることはありませんでした。

Hさんの歩き始めと話し始めに遅れはなく、2歳から3歳頃には大人びた言葉を使う子どもでした。普段は大人しいのですが、一度泣き出すとなかなか泣き止まず、いきなり家を飛び出すなど突然何処かに行ってしまう、予測出来ない行動もみられました。

● **幼稚園**

幼稚園の時は、大人しくて一人遊びが苦にならない子どもでした。友だちと公園で遊んでいる時に、突然友だちをほったらかして家に帰ってしまうということもありました。

また、やかんのお湯の沸くピーという合図には敏感に反応して、養母にお湯の沸いたことを必ず教えるというようなところもありました。

● **就学・小学校入学**

小学校の時は、先生の話が理解出来ず、何をしていいかわからずに、急に泣き出してしまうことがありました。また理由もなく、手をこねる、爪をむしりとる、指を甲側の方に曲げるなどの動作をすることがありました。

髪の毛を抜く癖（注1）があって小学3年生まで禿があったのですが、本人によれば、「算数が出来なかったので禿げていた」とのことです。小学4年生から6年生まで少年野球をやっていて、ノックの時に守っている位置から離れたところにボールが飛ぶと、「違うところに飛ぶ」と言って怒って帰ったり、外野を守っている人を見て、「寂しそう」

と言ったりするエピソードがあります。

　勉強に関しては、養母が何度教えても覚えられず、やっと出来たところでも次の日には学習したことをすっかり忘れている状態でした。6年生の時には、養母が学習の遅れを心配して先生に相談するほどでしたが、それでも本人は「6年生の時は楽しかった」と言っています。

　勉強は苦手でしたが、プラモデルを作るのが上手で、ルービックキューブを揃えるのが非常に速いという一面もありました。小学校時代には不登校はみられませんでした。

● **中学生時代**
　中学校は1年生の1学期までは楽しそうに通学していました。クラブ活動はバドミントン部に所属していましたが、体力作りのトレーニングの時は、「バドミントン部なのにバドミントンをしない」と怒っていました。バドミントンのルールの理解も悪く、審判をするのが嫌で行かないこともありました。結局、バドミントン部は2年生から全く行かなくなりました。友だちとの関係では、自分が気に入らないと、頭にきたといって遊ばないようになり、そのため次第に友だちも去っていくようになりました。

　中学1年生の時には、先生がHさんの名前を忘れて、「あなた誰だっけ」と言われ、みなに笑われたことがあり、そのことはその後ずっと不快な体験として記憶されています。中学3年生の時には、自分の名前を呼ばれたので振り返ると、女子生徒に笑われたことがあり、このことも強い記憶として残っています。中学2年生の時に家は出るが学校には行かない日があるなど、不登校の傾向がみられるようになり、中学3年生の2学期からは全く学校に行かなくなりました。不登校になってから、両親から学校に行くように言われると不機嫌になり暴れ

ることがありました。
　その時にHさんは、「先生に当てられて答えられない時に、みんなに笑われる気持ちがわからんやろ」「僕の気持ち、わからんやろ」などと両親に言っていました。養父の姉がその反抗的な態度を見かねて、両親が本当の親でないことを話してしまいました。すると「やっぱり僕は他人やった」と言ってさらに暴れるようになりました。
　卒業式は友だちに誘われて何とか出席したのですが、クラスの集まりで「学校は楽しかった」と発言したところ、クラスの皆に笑われてひどく傷付いたようです。

● **中学校卒業、17歳**
　中学を卒業した後は、家庭内で暴れることはなくなりましたが、一日の大半を自宅でゲームをして過ごす生活を続けており、勉強する気も働く気もありませんでした。
　17歳の時は外出するようにもなり、両親が少し良くなってきたのかと思った矢先に、住居侵入や放火事件を起こしてしまいました。
　事件の発端は、歯の治療に訪れた歯科医院でした。そこで見た女性のヌード写真が載った雑誌が欲しくなり、漫画に描かれていた方法を真似して医院に侵入し、雑誌を4冊ほど盗みました。
　漫画に描かれていた方法というのは、ガムテープで窓ガラスを固定してガラスを割って侵入するというものでした。その3日後に同じ手口で民家に侵入してお金を盗もうとしましたが、家の人に気付かれて未遂に終わっています。またその3日後に同じ手口でお金を盗もうとして駄菓子屋に侵入しようとしましたが、ガムテープを窓ガラスに貼っているところに自転車が通りかかったため、あきらめて逃げてしまいました。

今度はその２週間後に、また同じ手口で先に侵入したことのある歯科医院に侵入しました。いったんは雑誌を手にしたのですが、今度はレジからお金を盗もうとしました。しかしレジが開かず、準備してあったライターのオイルを室内に撒いて、ライターで火を付けました。放火事件の前には、テレビで放火事件のニュースを見ていたようです。

● 18歳、19歳

　前記の事件により、１年余り少年院に入所して、18歳で退院となりました。その後も日中はほとんど外出することなく自宅にこもり、DVDやビデオを見て過ごしていました。日中に外出出来ないため、養父に夜釣りに連れて行ってもらい、夜には一人で釣りに出かけることもありました。

　このように自宅で引きこもる生活が続き、飲酒をして自宅で暴れることがあったために、19歳の時に精神科を受診して自閉スペクトラム症の診断を受けました。その後も通院治療を続け、通院の際には養母と実母の２人が同伴することがほとんどでした。というのも、Hさんは病院の待合室で待てないほど、人がいると緊張が強くなるので、一人が車の中でHさんに同伴し、一人が病院の待合室で待つ必要があったからです。通院の帰りに、実母の家に泊まることもありました。

　そして相変わらず日中はDVDやビデオを見て自宅で過ごしていましたが、時には養母の車で本屋に行くことがあり、本屋へは一人で入って本を購入していました。そして事件の約半年前からは、犯罪に関する本を買い集めて繰り返して読むようになりました。

　事件の４か月前頃からは、自宅で使わなくなった包丁を密かに研いで、夜釣りなどの外出時にはその包丁を持ち歩くようになりました。

　また事件の１か月前頃に、養父母の実の子のBさんが離婚をして実

家に戻って同居するようになり、Hさんは B さんと仲が悪い訳ではなかったのですが、実母には「B ちゃんが邪魔になる」と話していたといいます。養母にも、居場所がないと言っており、その頃はリストカットを繰り返していました。

そして事件の前日が受診日だったのですが、実母と上手く連絡が取れず、その日は養母のみの付き添いでの受診となりました。

この日の受診は主治医が不在で代診の医師が診察をしたのですが、診察の手順がいつもと違うことや、次回の主治医の診察日を聞いてもはっきりしたことを言ってもらえなかったために混乱して、「もう病院には行かない」とまで言っていました。

またHさんは、病院帰りに実母の家に泊まる心づもりをしていたのですが、その日は実母の都合で泊まることが出来ませんでした。

事件の日の昼間は自宅で過ごし、夕食の後に釣りに出かけて、帰ってからは自室でテレビを見ていました。その日の夜中の零時前から近所の川の堤防で高校生たちが騒いでおり、テレビを見ているHさんにもその騒ぐ声が聞こえてきました。そして零時45分頃についに事件は起きてしまいました。

● 「生き難さ」

何百人と発達障害を持つ患者さんを診ていると、誰かが家で包丁を持ち出すという事件が毎月のように起こります。事件といっても、大事に至ることはほとんどありません。親のちょっとした注意に腹を立てて包丁を手にしてしまうことが多いのですが、とりあえず包丁を手にしてしまったものの、当の本人が困惑していることも少なくありません。

包丁を向けられた時は、冷静になって包丁を置くように指示するか、

逃げて警察に助けを求めるかで、たいていの場合は一件落着します。発達障害を持つ人が、何かの拍子に一度包丁を持ち出すと、それがパターン化して何かある度に包丁を持ち出すこともありますが、それが高じていつか人を平気で傷付ける人になってしまうということはありません。もちろん揉み合いになって、偶発的に人を傷付けてしまうこともありますから、早くそのパターンを止めることが大切です。

それではどういう時に、本当に人を刺し、「殺し」てしまうのでしょうか。実際に発達障害を持つ人が人を刺してしまった事件を見てみると、事情はそう簡単ではないことがわかります。ここで「殺す」にカギ括弧を付けたのは、包丁で人を刺すことが必ずしも明確な殺意の現われとは言えないからです。

発達障害を持つ人の、この日常での「生き難さ」を甘くみないでほしいと思います。

● Hさんの病気

Hさんは19歳の時に精神科を受診して「自閉スペクトラム症」という診断を受けています。自閉スペクトラム症は、その人の言動や振る舞いから診断されます。頭のCTやMRIといった何らかの検査をすればわかるというものではないのです。ただ、知能検査はその人の障害特性を考えるうえで大きな助けとなりますので、多くの施設でWISCやWAIS（注2）といった知能検査が行われています。

● 強迫

ここではまず自閉スペクトラム症を理解する上で重要な「強迫」について見てみることにします。人を脅す脅迫のほうは日常的に目にする言葉と思いますが、強迫というのはあまりお目にかかる言葉ではな

173

いと思います。『広辞苑』を見ると、「相手を自分の意に従うよう無理じいすること」とあります。精神医学では「相手」は登場せず、これにならって言えば、「自分を『自分』の意に従うように無理じいすること」となります。手洗い強迫というのがあって、自分でもそんなに何回も手を洗っても仕方ないと思いつつも、何回も手洗いをしてしまって止められないという場合もあります（強迫行為）。また、たとえば、人を傷付けてしまうのではないかというように、自分の考えが止められないこともあります（強迫観念）。

このように自分でも止められなくて辛い思いをするのが、強迫性障害という病気です（表6-1）。辛いとまでは言わないまでも、上手く自分をコントロール出来ないことに戸惑いをみせることがあります。小学生でも、「僕の中に、もう一人の僕がいる」と言ったり、「僕の中に怪獣がいる」と言ったりすることがあります。また、「僕は二重人格です」と二つの自分を表現することもあります。

自閉スペクトラム症の場合の強迫では、あまり違和感がなく、時には親和的に感じて強迫に没頭することさえあります。Hさんは17歳の時に、同じ手口で何回も住居侵入を繰り返しますが、それも強迫の可能性があります。漫画の住居侵入の手口が頭に入ってしまい、それを強迫的に繰り返してしまったと考えられます。確かに最初は女性のヌード写真が載った雑誌が欲しかったからに違いありませんが、あとの犯行は一見金銭目的のようにみえますが、「侵入手口」を繰り返しているだけなのです。

強迫性という特性に気付いてあげないと、犯行を何度も繰り返すので、悪いことを平気でする身勝手な人と思われてしまうことになります。「気付いてあげること」は単に誤解されて気の毒だということだけではなく、再犯を防止するためにも重要なことなのです。

表6−1　強迫性障害における「薬物療法」に使用される主な薬

薬の種類	一般名	商品名
抗うつ薬（SSRI） 三環系の抗うつ薬に比べ安全性に優れるが、一過性に終わることがある。長期投与で性機能低下が認められる。	フルボキサミン	デプロメール、ルボックス
	パロキセチン	パキシル
抗精神病薬 抗精神病薬を抗うつ薬に少量組み合わせて投与するなどの試みがある。	スルピリド	ドグマチール
	リスペリドン	リスパダール
	オランザピン	ジプレキサ
	クエチアピンフマル酸塩	セロクエル
	アリピプラゾール	エビリファイ

＊抗うつ薬（SNRI）、クロミプラミン（商品名、アナフラニール）はSSRIと比べ、より「うつ」にターゲットが絞られている。保険適用外。
厚生労働省「みんなのメンタルヘルス」より改変引用。

　今回の事件についても、強迫性が問題になるところがあるのですが、もう一つ重要なことはHさんの関心がどこに向いているかということです。なぜ「関心」が重要かというと、自閉スペクトラム症を持つ人は、関心のあること以外には極めて淡白なのですが、関心のあることには徹底してこだわるという特性があるからです。ただその関心はかなり持続するものと、一時的なものと、程度は様々です。

● 「殺人者」への関心

　Hさんの事件を考えるにあたっては、Hさんの殺人への関心がどのようなものであったかを考えることが必要となります。Hさんは中学1年生の時、先生に名前を間違えられて皆に笑われたことをきっかけに、人を殺したいと思うようになったと言います。また、犯行の時にも人を殺したいと思っていたと言うのですが、果たして中学1年生から20歳まで同じ程度に人を殺したいと思っていたのでしょうか。

中学1年生の時の「人を殺したい」という思いも、特定の誰かを殺そうと考えることではありませんでした。名前を間違えた先生を殺そうとか、笑った特定の相手を殺そうとかを考えるのではなく、漠然と「人を殺したい」と思っていたようです。また殺人の手段を考える訳でもなかったので、実現の可能性も低いものであり、実際に実行に移すことはありませんでした。
　一方、犯行の直前の「人を殺したい」という思いは、中学時代のそれよりは強い関心のように感じられます。事件の約半年前から集中的に読み始めた犯罪の本の中には、犯罪者の心理についての本も何冊か入っており、Hさんは殺すことの他にも、「殺人者」という存在に関心を持つようになりました。親から見捨てられたものとして、殺人者と自分との心性を同一のものと考えるようになり、「どうせ、いつかはやるなと考えていた」と言います。この強迫性が中学時代の漠然とした殺人願望を質的に変化させて、実現の可能性の高いものに変えていったと考えられます。
　「いつかは人を殺すであろう」と考えても、なぜ事件はその時に起こったのでしょうか。Hさんは養父母の実の子のBさんと同居しなければならなくなったことを快く思っていませんでした。ちょうどその頃から頻繁にリストカットが増えたところをみると、Bさんの存在は相当のストレスだったと推測されます。
　ストレスが高まっていたところに、事件の前日にはそれに追い打ちをかけるような出来事が起こりました。自閉スペクトラム症を持つ人は、突発的な出来事が起こったり、意に反して予定の変更を余儀なくされたりすると、たちまち混乱をきたすことがあります。そしてこの影響が数日続くことも珍しくはありません。
　事件前日の診察は、主治医が不在で代診の医師が診察にあたってい

ました。これだけでもストレスなのですが、血圧を測るタイミングなどの診察手順がいつもと異なり、さらに今後も主治医の診察が受けられるかどうかも不明であったことなど、Hさんにとっては予定外のことばかりが起きて最悪の診察となってしまいました。自閉スペクトラム症を持つHさんにとって、「もう病院には行かない」と言い放つには十分過ぎるぐらいの出来事でした。

　また、Hさんは受診帰りに実母宅に泊まる心づもりをしていたところ、実母の都合で実現出来ず、予定変更を余儀なくされる事態が起こりました。自閉スペクトラム症で起こる混乱の他、Hさんにとっての殺人者の条件である「親から見捨てられた者」という事態に直面させられた出来事だったのかも知れません。

　最後の打撃は、外から聞こえる「笑い声」でした。しかもその「笑い声」は、年齢的にも大差のない高校生のものであったことが不幸でした。中学時代の「笑い声」にまつわる不快な体験が、Hさんに急に襲いかかってきたのです。このような不快な記憶のフラッシュバックは、精神状態が不安定な状態の時に起こりやすいのですが、この頃のHさんは、Bさんとの同居のことや前日の出来事があり、フラッシュバックが起きやすい状況にありました。精神状態が不安定な時は、誘因がなくてもフラッシュバックが起こりますが、誘因があればより強い情動を伴って思い出されるので、それは「襲撃」といっても過言ではありません。

　Hさんは、単なるテレビの音の笑い声でなく、生の「笑い声」の襲撃を受けたのです。襲撃を受けた時には、おびえて固まってしまうか、逃げるか、反撃するかが人間の生理的反応なのです。精神状態が不安定であったところに、生の「笑い声」に襲撃されたため、「いつかは殺す」という「いつか」が「今その時」となったのでしょう。

● 「刺すこと」と「殺すこと」の距離

　最後にもう一つ考えておかないといけない重要な問題があります。それは殺意の問題です。包丁で人を刺して、結果としてその人が亡くなった場合に、十把一絡げに殺人と考えていいのかということです。法律的な判断では、人を刺殺出来るほどの包丁で刺せば、殺す気満々でなくても、死んでしまえば殺人と考えることがほとんどだと思います。「未必の故意も故意のうち」です。

　自閉スペクトラム症を持つ人の場合、定型発達（注3）の人が自然と考える因果関係の原因と結果に対して、定型発達の人ほど強い結び付きを感じていなかったり、重大な結果に対して無頓着であったりすることがあるのです。

　つまり「包丁で人を刺す」ということと人が死ぬということの繋がりが、定型発達の人より希薄な場合があるのです。たとえば人を刺すことに強い関心がある場合でも、「刺したら人は死ぬのではないか」という懸念が全く浮かばなかったりするのです。こういう場合でも殺意を持った殺人事件として扱われるのが常なのですが、自閉スペクトラム症を持つ人の事件では殺人事件という事件名に筆者は少し違和感を持ってしまいます。

　Hさんは、もともと「人を殺したい」とか「殺してしまうのではないか」とか言っており、それで人を刺しているので殺人と言われても致し方ないのですが、やはりHさんの場合には「刺すこと」と「殺すこと」の間に距離があるように感じます。

　Hさんには殺人願望を満たした満足感はありませんでした。

　Hさんは最高裁で懲役10年の実刑判決が下されました。一審、二審はともに懲役26年だったのですが、真夜中に騒いでいた被害者にも多

第6章 発達障害とは──それは病なのか、性格なのか

大な責任があるということで、この判決となりました。

＊Hさんの事件では、被告人は成人ですので公判に付されていますが、事件の記述については主旨を変えない程度に変更しています。

注1 髪を抜く癖 「抜毛症」「抜毛癖」と呼ばれる。ストレスや不安が原因と考えられてきたが、最近では「脳と神経細胞のコミュニケーションの不具合」ともいう。
注2 WISCやWAIS 発達障害の人は、WISC（Wechsler Intelligence Scale for Children-Fourth Edition）、WAIS（Wechsler Adult Intelligence Scale-Third Edition）を受け、その結果によって「自分を見つめ直す」という。
注3 定型発達 Typical Development（TD）。「発達障害」を持たない人々に対する名称。

 もしHさんが早くから発達障害の専門機関で診断と支援を受けていたら、Hさんの生活はどのように変わっていたでしょうか。

診断と支援

 幼稚園時代に適切な専門機関で診断を受けていたら、対人関係もうまく作れたし、中学までに学習支援を受けていたら、随分と状況は変わっていたと思われます。

● 幼稚園の時に診断を受けていたら

　Hさんは17歳の時に少年鑑別所で初めて自閉スペクトラム症の診断を受け、18歳の時に少年院を退院してから精神科に通院しています。幼稚園では友だちと一緒に上手く遊べない様子でしたが、幼稚園の時に診断を受けていたら、支援によって友だちともう少し上手く関われ

表6-2　知的発達に遅れはないものの、学習面または行動面で著しい困難を示すとされた児童生徒の割合

学習面または行動面で著しい困難を示す	6.5%（6.2%～6.8%）
学習面で著しい困難を示す	4.5%（4.2%～4.7%）
行動面で著しい困難を示す	3.6%（3.4%～3.9%）
学習面と行動面ともに著しい困難を示す	1.6%（1.5%～1.7%）

（1）「学習面で著しい困難を示す」とは、「聞く」「話す」「読む」「書く」「計算する」「推論する」の一つあるいは複数で著しい困難を示す場合を指し、一方、「行動面で著しい困難を示す」とは、「不注意」、「多動性－衝動性」、あるいは「対人関係やこだわり等」について一つか複数で問題を著しく示す場合を指す。
（2）スウェーデンの研究者によって作成された、高機能自閉症に関するスクリーニング質問紙（ASSQ）を参考にして作成された質問票への教員の回答から作成。標本児童生徒数は53,882人（小学校：35,892人、中学校：17,990人）。

文部科学省初等中等教育局特別支援教育課「通常の学級に在籍する発達障害の可能性のある特別な教育的支援を必要とする児童生徒に関する調査結果について」（平成24年調査）より改変引用。

るようになったかも知れません。

● 学習困難

　小学校、中学校では、適切な対人関係を作る支援が引き続き行われることと、もう一つ大きな柱となるのが学習支援です。自閉スペクトラム症では、一斉授業では勉強に取り組むのが難しいなど、学習困難を伴うこともよくあることです（表6-2）。Hさんの生活史をみれば、学習困難を伴っていたことは明らかです。また、自閉スペクトラム症では不安を感じやすかったり、気分の波が目立ったりするなど、薬が助けになる場合も少なくありません。実際にHさんは、精神科に通院するようになってから、抗うつ薬などの薬物療法も行われています。中学までに支援を受けていれば、皆から笑われることも避けられたかも知れません。

第6章 発達障害とは──それは病なのか、性格なのか

 Hさんの持つ発達障害は、児童期から思春期にかけてHさんにどのような困難をもたらしたと考えられるでしょうか。
児童期から思春期へ

 思春期は友だち関係、異性への関心、また自分という存在を考える時期です。児童期に適切な支援を受けなかったことで、辛い思いをすることになりました。

● 周りへの配慮を欠く幼さ

　自閉スペクトラム症を持つ人は、親や学校の先生に「幼い」と言われることがあります。障害の特性から、自分の思いにこだわって行動し、年齢不相応な周りへの配慮を欠く態度のために、そのように感じられるのだと思われます。しかし心理的な発達が遅れる訳ではなく、自閉スペクトラム症を持つ人も思春期になれば、当然のことながら思春期の問題に直面することになるのです。小学校の高学年からは、友だちとの関係が次第に密になり、異性に対する意識も変わってくる時期です。

● 友だち・進路・就職

　自閉スペクトラム症を持つ人の中には、友だちがいなくても全く気にかけない人もいますが、Hさんも含めて多くの人は友だちと上手く付き合えないことを気にかけています。中学を卒業する頃からは、社会との関係が上手くいかないことが大きな問題になってきます。また自分という存在についても深く考える時期でもありますので、進学も就職も出来なかったHさんにとっては辛い毎日だったと推測されます。

Hさんの生い立ちと生育環境は、どのような形で事件の背景をなしているでしょうか。

親子関係の秘密

 Hさんは自分の「生い立ち」への混乱から脱しようとして事件を起こしてしまいました。「発達障害」が「殺人者」とHさんを重ね合わせてしまいました。

● 実の子どもではない

　小学校高学年頃からは、子どもは少し親と距離をとるようになり、障害の有無に関わらず親子関係が難しくなってきます。Hさんの育ての親は、強くものを言うタイプの人ではなく、Hさんが実の子どもではないということもあったことと思いますが、中学になって不登校になったHさんにどう接したらいいのかわからなくなっていました。Hさん自身もどうしたらいいのかわからなくなっているところに、追い打ちをかけるように親子関係の秘密を知らされてしまいました。

● 「殺人者」というモデル

　自分の生い立ちを知らされて混乱が続いていた時に、「殺人者」の生い立ちと自分を重ね合わせることで、混乱が終息に向かったと考えられます。自閉スペクトラム症を持つ人は、一つのモデルにはまると生きやすくなることがあります。Hさんの場合は不幸にも、そのモデルが殺人者だったのです。

第6章　発達障害とは――それは病なのか、性格なのか

いくつかの「行き違い」「すれ違い」「タイミングの悪さ」がこのＨさんの事件の「引き金」になっているようですが、そういう偶然がなければ事件は起こらなかったでしょうか。

行き違い・すれ違い

不幸な偶然がいくつも重ならなければ、また住居侵入の手口を手に入れていなければ、おそらくこの事件は起こらなかったと思われます。

● 動機は「偶然」の重なり

　何か事件が起こると、まずは動機を考えることが多いと思います。しかし、自閉スペクトラム症を持つ人の事件では、この偶然が大きな役割を果たすことも多いのです。Ｈさんの場合も、この偶然が動機と重なっています。

● 歯科医院の雑誌

　Ｈさんは歯科医院で見た雑誌が欲しくてたまりませんでした。これは結果的には事件の動機になりますが、これだけでは事件は起きません。Ｈさんは、偶然に見た漫画で住居侵入の方法を手に入れてしまい、そして住居侵入を実行してしまうのです。実際に事件が起こる場合には、実行に影響を与える様々な要因があり、この「引き金」を「動因」と呼ぶことにしましょう。

　後の重大事件でも、事件直前にＨさんの制御能力に影響するような動因がみられます。Ｈさんの殺人願望や親に捨てられた「殺人者」という条件だけでは事件が起こらなかったと考えられます。

学童期のHさんに対して学校が実施出来た支援や取り組みには、どのようなものがあるでしょうか。

特別支援教育

 「特別支援教育」があったならば、と考えます。Hさんの時代にはありませんでした。しかしせめて学習面のサポートがあったなら……と思います。

● **特別支援学級**

　小学校の時のHさんは、先生の話が理解出来ず、何をしたらいいのかわからなかったということですから、普通学級の中で皆のペースと合わせて学習するのが難しかったと考えられます。実はHさんが学童期を過ごしたのは、特別支援教育が実施されるずっと前のことですので、なかなか支援というところまではいかなかったと推測されます。今ならHさんの状況ですと、特別支援学級の通級を勧められることと思います。特別支援学級では、各々の特性に合わせて学習面をサポートしてくれたり、友だちとの適切な関わり方も学べたりします。

● **自分の居場所**

　普通学級では孤立してしまいがちな子どもも、自分の居場所が出来ると気持ちも落ち着くことが多いのです。Hさんが、現在は多くの学校で行われている普通の支援を受けるだけで、人生は随分変わったのかも知れません。

第6章 発達障害とは──それは病なのか、性格なのか

事件当時、Hさんはすでに成人ですが、Hさんの不幸な生育史やHさんの持つ障害を踏まえると、Hさん自身にどこまで責任があると考えればよいでしょうか。
あなたが裁判員に選ばれたら

責任能力の判断は難しいところです。最終的に、判決は懲役26年が10年になりましたが、この引き算には医学的判断は入っていないのです。

● **責任能力の有無**

　Hさんの裁判では、一審、二審が懲役26年だったのに対し、最高裁判決では懲役10年になっています。これだけでも責任の問題の難しさがわかると思います。「責任能力」があるとかないとかいう話を聞いたことがある人も多いと思いますが、法的には基本的にすべての人に責任能力があることになっていて、責任能力の有無はそこからの引き算になっています。物事の善悪がどれほどわかるのか、また衝動を抑えることが出来る力がどれだけあるかなどが判断の基準になります。

● **医学的判断はどこに**

　そして最終的にどれだけ差し引くかは、医学的な判断ではなくて、裁判所の判断になります。もし裁判員に選ばれたら、あなたの判断になるのです。Q3やQ4などを参考に、一度考えておくのが良いかも知れません（表6-3）。

表6-3 ICD-10とDSM-5の診断名対応表

ICD-10（WHOの国際疾病分類第10版）	DSM-5（アメリカ精神医学会（APA）の精神疾患の診断分類、改訂第5版）
F8　心理的発達の障害 　F80：会話および言語の特異的発達障害 　　80.0：特異的会話構音障害 　　80.1：表出性言語障害 　　80.2：受容性言語障害 　　80.3：てんかんに伴う獲得性失語（ランドウ・クレフナー症候群） 　　80.8：他の会話および言語の発達障害 　　80.9：会話および言語の発達障害、特定不能のもの	コミュニケーション症群 　言語症 　語音症 　小児期発症流暢症（吃音） 　社会的コミュニケーション症 　特定不能のコミュニケーション症
F81：学力の特異的発達障害 　　81.0：特異的読字障害 　　81.1：特異的綴字障害 　　81.2：特異的算数能力障害 　　81.3：学力の混合性障害 　　81.8：他の学力の発達障害 　　81.9：学力の発達障害、特定不能のもの	限局性学習症 　読字の障害を伴う 　書字表出の障害を伴う 　算数の障害を伴う
F82：運動能力の特異的発達障害	運動症群 　発達性協調運動症、常同運動症 　チック症群 　　トゥレット症、持続性運動または音声チック障害、暫定的チック症、他の特定されるチック症、特定不能のチック症
F83：混合性特異的発達障害	
F84：広汎性発達障害 　　84.0：小児自閉症 　　84.1：非定型自閉症 　　84.2：レット症候群 　　84.3：他の小児期崩壊性障害 　　84.4：精神遅滞および常同運動に関連した過動性障害 　　84.5：アスペルガー症候群 　　84.8：他の広汎性発達障害 　　84.9：広汎性発達障害、特定不能なもの	自閉スペクトラム症
F88：他の心理的発達の障害 F89：特定不能の心理的発達障害	
F9：小児期および青年期に通常発症する行動および情緒の障害 　F90：多動性障害 　　90.0：活動性および注意の障害 　　90.1：多動性行為障害 　　90.8：他の多動性障害 　　90.9：多動性障害、特定不能のもの	注意欠如・多動症 　混合して存在、不注意優勢に存在、多動・衝動優勢に存在 　他の特定される注意欠如・多動症 　特定不能の注意欠如・多動症

ICD-10、DSM-5より改変引用。

事例 1-② Iさんのこと——幼い女の子への執着

● うつ病・19歳

　Iさんが事件を起こしたのは20歳の時でした。

　Iさんは19歳の時から1年余りうつ病で入院しており、退院後は自宅で過ごしていました。退院して1週間経った初めての外来受診の時には、「家で何もすることがなかった時に死んでしまいたいと思った。でも死ねないことに腹が立つ」「起きても横になってもしんどい。電車のなかでも身体中が重かった」「やる気や気力がない」などと話していました。その後は1週間おき、月2回通院していますが、その時の話題は大学進学に向けての前向きな話をしていたようです。その折、主治医よりデイケアを勧められて、外来診療の次の日にはデイケアの見学に行っています。そして、その4日後に事件は起きました。

● 小さい女の子

　事件の前日の夜に、「小さい女の子を刺し殺して、死刑になりたい」という、以前にもあった考えが再び浮かんできました（図6-1）。そのことを家族で一番信頼しているお祖父さんに電話で相談すると、お祖父さんが迎えに来てくれて、お祖父さんの家に行くことになりました。お祖父さんに説得されて落ち着き、その晩はそのままお祖父さんの家で過ごしました。そして事件当日のお昼ご飯もお祖父さんと食べました。食後に一人でゴロゴロしていると、女の子を刺そうという考えが再び強くなりました。晩御飯はお母さんとお祖父さん、それとお祖母さんの4人で外食をすることになっていたので、食事の時間までに包丁と軍手を買って、それをマンションの機械室に隠しておきました。晩御飯の時は楽しかったので、女の子を刺そうと思っていたこと

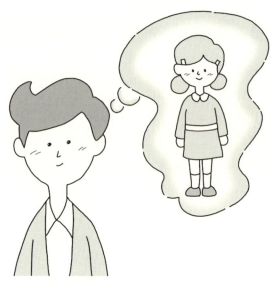

図6-1　幼女はⅠさんの理想の女性？
なぜ、Ⅰさんは「幼女」に興味を抱いたのか、また愛情と「刺す」という行為が同時に湧いたのか。

を忘れていましたが、マンションに帰ると、女の子を刺そうと思って買った包丁のことを思い出しました。

● **背中を刺した**

　そして午後8時頃、本屋に行って来ると言って家を出て、小さな女の子を探し始めました。探し始めて10分ほど経って大人の女性を見付けました。小さな女の子ではなかったのですが、とりあえず刺してみようと思いました。しかし、ちょうどその女性は家に入っていくところだったので、男の人が出てくると捕まると思って刺すのを思い留まりました。もう午後8時半頃でしたから、そう簡単には小さな女の子は見付かりません。そして探し疲れた頃に、ちょうど自転車を止めようとしていた30代の女性を見付けました。Ⅰさんはその女性の背後か

ら近づいて、背中を１回突き刺しました。女性の背部の刺創は７センチから８センチの深さに達したのですが、一命を取り留めたことが何よりの救いです。

事例解読：Ｉさんの生い立ち

　Ｉさんは、幼児期、言葉の数が少なく、目を「パチパチ」させたりと独特の表情を見せましたが、その後は変わったところは見られませんでした。学校の成績もよく、運動も出来、むしろ優等生でした。そのＩさんの急激な変化はなぜ起こったのか。Ｉさんの生い立ちを見てゆきましょう。

● **１歳から５歳**

　Ｉさんの歩き始めは１歳頃で問題はありませんでした。言葉に関しては、１歳の健診の時には問題はありませんでしたが、１歳半健診では言葉数が少ないと言われました。３歳頃までは、自分からあまり喋ろうとはしませんでした。話しかけても答えずに、黙々と自分だけで遊んでいる子だったようです。３歳を過ぎた頃からは普通に話したと言います。４、５歳頃は、目をパチパチさせたり、踵でコンコンと床を叩いたり、顔を変な風に曲げたりすることが目立っていました。

● **幼稚園**

　幼稚園には５歳から通いました。公園などで友だちと一緒に遊ぶのですが、一緒にいてもあまり会話はありませんでした。お母さんは、Ｉさんが一人で遊ぶことが多かったことが気になっていました。また、他人どころか周りも見ない、とにかく動くものに興味のない子で、テレビも見ようとしなかったと言います。一方、絵を描くことと折り紙

が大好きで、特に折り紙は大変器用に折ることが出来ました。

● 就学、小学校入学

　小学校に入ると、すぐに友だちを作って活発になり、一人で遊ぶことは少なくなってきました。好きな科目は算数で、嫌いな科目は国語でした。暗記は得意で漢字の読み書きは出来るのですが、文章を読み取るのが苦手でした。しかし、お母さんがついてじっくり教えるので、成績は良かったようです。

　体育では球技が苦手で、お父さんとのキャッチボールでは目測や力加減がうまく出来ませんでした。小学4、5年生の頃には、嫌がる子をつねったりして、先生から指導を受けることがありましたが、お母さんは、「この子には悪いことをしているという意識がないのではないか」という印象を受けたと言います。それでもお母さんが注意するとやらなくなりました。

　小学5、6年生頃から急に勉強に興味を持ち始め、特に成績を競うことに関心を持ち始めました。成績は中ぐらいでしたが、受験に興味を持ち難関中学を受験しました。結果は予想していた通り不合格でしたが、不合格によるショックは特になかったようです。

● 中学時代

　中学校に入ってからも勉強への興味は続いて、主要5教科では学年トップの成績をとるようになりました。クラブ活動では陸上部で部長を務め、5000メートル走では中学記録を出すほどでした。Iさんによると、勉強のストレスを部活で発散し、ストレスを溜めることはなかったと言います。

● 高校入学

　高校は第一志望の進学校は不合格でしたが、やはり進学校の別の高校に入学しました。入学して間もないゴールデンウィーク中に、家族で温泉旅行に出掛けました。その時「佐賀バスジャック事件」が発生して、普段はテレビにはほとんど関心がなかったＩさんでしたが、その事件の報道には釘付けになっていたと言います。

　その時以来、事件の被害者の女子児童（事件当時６歳）に強く魅かれ、性的な意味も含めてその児童のことばかりを考えて、すべてのことが手に付かなくなりました。実際に励ましの手紙を送るだけでなく、その児童に会うために児童の居住地まで出かけたと言います。そして女子児童のことを思い詰め、何をしていても苦しかったため、自らの首を絞めて死のうとしました。しかし苦しさのあまり自殺を完遂することは出来ず、首を絞めた時に体験した恐怖感のために再び首を絞めることはありませんでした。さらにその後も他の方法で何度か自殺を試みようとしましたが、事前に思い留まっていたようです。

● 高校２年生

　高校２年生の６月に「附属池田小学校児童殺傷事件」が発生し、その事件の影響もあり、幼女を刺してその血を飲みたいという考えに捉われるようになりました。学校では成績が下がり、加えて対人関係にも悩むようになりました。そして周りの友人と話をしていても馬鹿にされているように感じ、道を歩いている人からも変な目で見られている気がするようになりました。

　高校２年生の夏には、急に親への不満を感じて一晩家出をすることがありました。さらに「駅で線路に友人を突き落としたい」などと攻撃的な言葉を口にしたこともありました。

● 高校3年生

　高校3年生の夏には、とにかくしんどいと言い、7月からは学校を休むようになり精神科クリニックに通院するようになりました。しかし、「死んでしまいたい」「犯罪を犯して刑務所へ入りたい」と混乱が強かったために、入院施設のある病院に転院してすぐに入院することになりました。

　入院後も抑うつ状態が続きましたが、本人の強い希望があり約1か月で退院しました。退院後は通院治療を続けていましたが、精神状態は依然として不安定なままでした。

　そこで思春期専門外来のある病院に紹介され、一旦はその病院を受診しましたが、初回の受診後まもなく自転車で転倒して急性硬膜下血腫で一般病院に入院することになりました。その病院を退院した後は別の病院に通院したりして、8か月後に再び先の思春期専門病院を受診しました。

　そして通院を再開して2週間経った頃に大量服薬して、その翌日から入院することになりました。入院生活はおよそ1年になり、ようやく退院して1か月も経たないうちに、冒頭で述べた事件を起こしてしまいました。

第6章　発達障害とは――それは病なのか、性格なのか

うつ病にはいくつかのタイプがあると聞きますが、Ｉさんのうつ病は何らかの心理的ストレスによるものでしょうか。

うつ病のタイプ

自閉スペクトラム症のいわゆる二次障害のうつ病は、ストレスから来る「心因性うつ病」と通常されていますが、もっと奥深い「内因性うつ病」と思われます。

● いわゆる二次障害としてのうつ病

　うつ病は、抑うつ気分、興味や喜びの喪失を中心とした様々な症状がみられる病気です。うつ病ですから抑うつ気分はあたり前の症状のような気がしますが、子どもや高齢者ではそれほど目立たない場合もあるのです。子どもの場合ですと、抑うつ気分より不機嫌が目立ったり、高齢者ですと身体のあちこちが調子悪いといった身体症状が目立ったりします。
　うつ病を大まかな原因で分けてみると、たとえばＣ型肝炎の治療薬のインターフェロンという薬が原因でなるなど、薬や身体の病気と関連して起こってくる「身体因性うつ病」、心理的ストレスなどと関連して起こる「心因性うつ病」があります。さらに、いわばもともとの体質のような「内因」というものを考えた「内因性うつ病」（注１）があります。現在は内因という考えに疑問を呈する立場がありますが、「内因性うつ病」は長い間うつ病の中心と考えられてきました。この分類は少し古いように考える人もいることと思いますが、自閉スペクトラム症を診るうえでは結構役に立つと考えます。
　自閉スペクトラム症では、いわゆる二次障害と言われるうつ病が注

193

目されます。これは先の分類で言えば「心因性うつ病」です。しかし、自閉スペクトラム症でも「内因性うつ病」になる可能性もあるのですから、常に両方の可能性を考えながら見ていかなければなりません。

● **内因性うつ病と心因性うつ病**

Ｉさんの場合は、高校２年生の時に成績が下がり、対人関係に悩むようになって、周りの友人から馬鹿にされているように感じたり、道行く人からも変な目で見られていると感じたりするようになりました。こうみると「心因性うつ病」のように思えますが、もう少し遡って見てみるとどうでしょうか。

幼女を刺してその血を飲みたいなどという考えに強く捉われている段階で、既にうつ状態であった可能性があります。さらに高校１年生まで遡ると、自らの首を絞めるという自殺未遂がみられますので、Ｉさんの場合は特に「内因性うつ病」の可能性も考えなければなりません。

鑑定時にも、Ｉさんには誘因のはっきりしない気分変調がみられていましたので、「内因性うつ病」と考えることも出来ます。

そしてもっと奥を見れば、このＩさんの「内因性うつ病」は、「うつ病」というより「うつ状態」と考えた方がよさそうです。

注１　「内因性うつ病」　この「うつ」に入ると、やる気がなくなり、行動が鈍り、感情が失われ、食欲がなくなる。表面的に目立つのは無表情、「表情がない」ということ、つまり「感情が出せない」のである。摂食障害として表出することもある。

第6章　発達障害とは──それは病なのか、性格なのか

 Ｉさんの「死にたい」はうつ病の症状と捉えていいですか。

「苦痛」からの逃走

 Ｉさんは苦しいので何回も自殺を試みますが、「死の苦痛」に耐えられず放棄します。しかし本気なのです。Ｉさんのうつは、うつ病というよりうつ状態です。

● うつ病の死・実存的死

　Ｉさんは、女子児童のことを思い詰め、何をしていても苦しかったので死のうとしました。これは苦しさから逃れる手段としての死という、言ってみれば論理的に導き出された死と考えられます。ですから、首を絞めてみると苦しかったので、その手段を放棄しています。後も様々な手段を考えたようですが、すべて放棄しています。
　一方で、うつ病の死は、先に一歩も進めず「生を中断する」、実存的な危機的状況での死ですので、分けて考えた方がよいかも知れません。ただし自閉スペクトラム症の人も本気で死ぬ気ですから軽くみてはいけません。
　したがってＩさんの「死にたい」はうつ病の症状とは別に考えることが出来ますが、Ｑ１で述べたように、そう考える背景にはうつ状態が想定されます。

Ｉさんは家族に恵まれているようですが、彼の「生きること」への不満はどこから生じているのでしょうか。

耐え難い生

 Ｉさんは日常に不満を持っていません。Ｉさんの興味はただ一つ。それはとても特殊なものです。しかしこの興味が満たされないまま「生きること」は苦痛です。

● 「血を飲みたい」と「生の耐え難さ」

　Ｉさんにとって、家族や学校などのＩさんを取り巻く環境は、不満を抱くものではありませんでした。ただ「幼女を刺してその血を飲みたい」という興味が実現出来ない生は耐え難いものでした。

 Ｉさんは事件を起こす前に包丁と軍手を購入しますが、この時点で、本気で「幼女殺害」をするつもりだったのでしょうか。

本気の行為

 Ｉさんの興味「幼女を刺してその血が飲みたい」の「刺して」と「殺人」は直接結び付いていません。「包丁で刺せば死ぬ」というところに注意が向かないのです。

● 注意が向かない

　Ｉさんにとっては殺害という意識はないと思われます。ただ単に

第6章　発達障害とは──それは病なのか、性格なのか

「幼女を刺して血を飲みたい」だけです。そんなことをすれば死んでしまうのではないかと問われれば、「死ぬかも知れませんね」とは答えますが、「死ぬ」というところに注意が向かないのです。

したがって、包丁と軍手を購入した時点では、本気で「幼女を刺して血を飲みたい」という思いでした。

Ｉさんの望み「小さい女の子を刺し殺して、死刑になりたい」は、実現しませんでした。どうして幼女に代わって30代の女性を刺したのですか。幼女への執着より、「刺すこと」が先に来てしまったのでしょうか。

死刑になること

Ｉさんは"血"に"こだわり"ました。「清らかな幼女の血」を求めました。しかしこの"こだわり"は、意外と現実的で、最終的には幼女でなくてもよくなったのです。

● 「刺したい」は殺したい？

Ｉさんの望みは、「小さい女の子を刺し殺して、死刑になりたい」とありますが、この言葉には、少し説明が必要と思います。この言葉を普通に解釈すると、「死刑になりたいから殺したい」と読めるからです。Ｉさんが「小さい女の子を刺し」たいのは、「女の子を刺せ」ば「血が出る」ので、「その血を飲みたい」ということで、それがＩさんの強い興味でした。

「刺したら死ぬ」ので、「殺すことになる」という誰かからの「入れ

知恵」で、「刺したい」が「刺し殺したい」になっています。人を殺すと死刑になるかも知れないので、死にたいと思ってあれこれ手を尽くしてみたものの死ねなかったIさんにとっては、願ったり叶ったりです。もちろん死刑になることが、Iさんにとって人を刺す目的ではありませんが。

　Iさんは、「小さな女の子を刺してその血を飲みたい」と思って女の子を探していました。女の子を探している途中で、「刺すことへの執着」に変わった訳ではありません。時間的にも小さな子は見付かりそうもないし、探し疲れもあるでしょうから、実際のところ、刺せそうだったので刺してみただけといったところでしょうか。

　"こだわり"は意外と現実に合わせて妥協することがあるのです。

Iさんは幼児期から発達上の問題を示していますが、そこに青年期に露わになる不安定さの萌芽をみることは出来るのでしょうか。

予兆なし

Iさんには乳幼児期から自閉スペクトラム症の特徴を表わす行動が多く見られました。しかしこのことと事件とは、直接結び付くものではありませんでした。

● 自閉スペクトラム症の特徴はあったが

　乳幼児期のIさんには言語発達の遅れや、幼稚園の頃の人への興味の無さなど、幼少期より自閉スペクトラム症の特徴・発達上の問題がよく表われていました。

第6章　発達障害とは——それは病なのか、性格なのか

　しかし小学校や中学校でもみられた自閉スペクトラム症の特徴も、それ自体が後に事件を起こすであろうことを示唆するものではありませんでした。

 目をパチパチ、踵でコンコン、顔を奇妙に曲げるのはチック症でしょうか。

チック症

 Ｉさんはチックと自閉スペクトラム症の２つの症状を乳幼児期から持っていたと考えられます。反復行動や衒奇的運動は、自閉スペクトラム症から起こっています。

● チック症か自閉スペクトラム症か

　チックは、突発的、急速、反復性、非律動性の運動または発声の障害のことを言います。このような症状が見られるのがチック症です。自閉スペクトラム症でも反復行動が見られることがあるので、チック症との見分けが難しいことがあります。

　幼児期のＩさんを診ていないので、確定的なことは言えませんが、おそらく目をパチパチするのがチックで、踵でコンコンしたり顔を奇妙に曲げたりするのは、自閉スペクトラムの反復行動や衒奇的運動（げんき）（注１）の可能性があります。

注１　衒奇的運動　芝居じみた行為、奇妙な"身振り"をすること。限定された興味から生じた感覚異常・行動異常である。自閉スペクトラム症の２つの中心症状のうちの「繰り返し」にあたる。
　　　衒奇的運動は、統合失調症の陽性症状〈行動の異常〉でもみられる。

199

「佐賀バスジャック事件」の"幼女"とは、Ｉさんにとってどういう存在だったのでしょうか。

幼女

 Ｉさんにとっても、この事件は「こういう世界があるんだ」と、衝撃だったのでしょう。しかしそれが彼の漠然とした興味を具体的なものにしてしまいました。

● 無垢な幼女・性的興味

　Ｉさんは、テレビの中で生き生きと飛び跳ねる幼女の姿に大きな衝撃を感じたと言います。純粋無垢な幼女の姿が眩しく映ったようです。それでいて、性的な悪戯もしてみたいと感じたようです。

 「佐賀バスジャック事件」と並んで「附属池田小児童殺傷事件」がＩさんのこころを捉えたのは、これらの事件のどういうところだったのでしょうか。

純粋無垢

 バスジャック事件で見た幼女の純粋無垢な姿と児童殺傷事件で見た幼女の清らかな血が重なり、その血を飲んだら純粋無垢になれるとＩさんは思ったのです。

● 附属池田小児童殺傷事件＋佐賀バスジャック事件

　附属池田小児童殺傷事件でＩさんが目を奪われたのは、流された子

第6章　発達障害とは——それは病なのか、性格なのか

どもたちの血でした。子どもの血が清らかなものに映ったようで、それを飲んでみたいという気持ちにかられました。佐賀バスジャック事件で見た生き生きとした純粋無垢な幼女のイメージと合わさって、「小さな女の子を刺して、その血を飲みたい」という考えが浮かんだようです。その血を飲んだら自分も純粋無垢になれるとも思っていたようです。

生育史上の特徴や起こした事件にみられる特殊な動機や経過から、Ｉさんにはうつ病の他、自閉スペクトラム症の特徴があると考えてよいでしょうか。また、事件には両者の影響があったのでしょうか。

二つのこだわり

抑うつ気分のＩさんは事件を起こしそうですが、そうでない時はその兆候すらなく、また事件と自閉スペクトラム症は直接的に関わるものではありません。

● 事件への固執・進学への固執

　Ｑ６で述べたようにＩさんは自閉スペクトラム症を持っています。自閉スペクトラム症は生来的な持続する障害ですから、事件の動機や経過にもその特性が反映されていると考えるのが自然です。

　Ｉさんの"こだわり"（固執）をみてみますと、一つは「小さな女の子に性的行為を行って、刺してその血を飲む」というもので、事件を引き起こした固執と考えられます。

実はもう一つ固執があって、「大学に行って一所懸命勉強し、塾や予備校の数学の教師になる」というものでした。これはむしろ事件を抑止することにつながる固執と考えられます。
　二つの固執の現われは気分と関連していて、抑うつ気分の時は前者の固執が、抑うつ気分が見られない時は後者の固執が前景に出てきます。精神鑑定でのＩさんの話はこのことをよく物語っていました（図6-2）。

● 抑うつ気分なし・抑うつ気分あり
　第1回面接は抑うつ気分が見られ、Ｉさんは「女の子の太股触ったり、キス出来ないのでイライラします」と言っています。
　第2回面接では抑うつ気分が見られず、「今の精神状態やったら女の子を刺さないと思います」と言います。
　第3回面接は抑うつ気分ありで、「女の子に抱きついたり出来ないのでイライラします」と話しています。
　第4回面接は抑うつ気分が見られず、話の内容は「口にガムテープ貼ったりして、暗いところに連れ込んで、キスしたり触ったりすることはしないと思います。今ならしません。仕事を大事にしたいんです」というものでした。
　このように自閉スペクトラム症は犯行に影響を及ぼしますが、それは「自閉スペクトラム症を持つ人が犯罪を犯しやすい」ということとは、全く異なる意味であることがわかると思います。

第6章 発達障害とは──それは病なのか、性格なのか

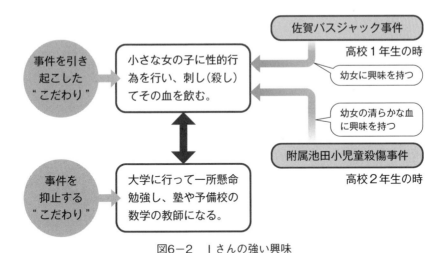

図6-2 Iさんの強い興味

この事件は、最初の「清らかな幼女の血を飲むことで自分も純粋無垢になるのでは」という興味から、一転、偶然が引き金となり、「とりあえず刺す感触だけでも」と思い、ついには「とにかく刺してみたい」という興味の変化が起こした事件。

コラム 少年法の背景の少年観

● 少年法は法律ではない

　世の中を騒がすような少年犯罪が起こると、必ずと言っていいほどSNSなどでは厳罰化を求める声が起こります。感情論としては理解出来ますが、そもそも少年法は"処罰"より"処遇"といった福祉モデルを取っており、「刑法」と類似の機能を持った法律ではないのです。

　少年法では少年の特性として、未熟性と可塑性ないしは教育可能性の高さを考えています。未熟性というのは、環境からの影響などによって犯罪に手を染めやすいということです。

可塑性ないしは教育可能性の高さというのは、生育環境の調整といった適時で適切な介入をすれば早期の立ち直り（再社会化）が容易かつ確実ということを意味します。

● 保護処分と特別処置

　この特性の理解のもとで、少年の健全育成のために、保護処分や特別処置といった手段が取られるのです。保護処分は性格の矯正と環境の調整ですが、特別処置は刑事事件として扱われるということですから、処罰がない訳ではありません。

終章

児童精神科医と呼ばれて

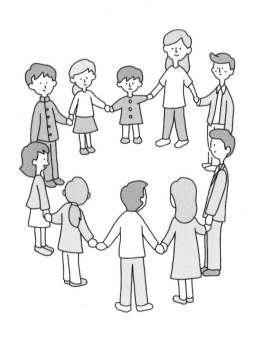

私が精神科で研修医をしていた時に、精神病院で身体疾患に苦しむ患者さんに出会い、一度内科をしっかり勉強してみようと思って京都大学医学部老年科に入局しました。
　そして老年科での研修を経た後に舞鶴市民病院内科に赴任しました。どんな病院かを知らずに赴任したのですが、今で言う総合診療科で有名な病院で、アメリカなどから「大リーガー医」と称する臨床の達人の先生方が指導に来られていました。

　当時は一般にはEBM（Evidence-Based Medicine／根拠に基づく医療）が浸透していなかったように思いますが、そこではとにかくevidence（根拠）が重要視されていたと記憶しています。毎日ほとんど睡眠を取ることが出来ず、臨床研修の参考図書『ワシントンマニュアル』片手に奮闘する日々でした。その後、医学ではEBMが当たり前のようになり、精神科でもEBMが謳われるようになりました。

　内科の修業時代の影響で、精神科に戻ってからもどんな精神疾患でも断ることなく診ていました。当時も今も子どもを診る精神科医は少なかったこともあり、どんどん子どもの患者さんを診る機会が増えました。

　その次は「発達障害」を診る精神科医が少なかったため、どんどん発達障害の患者さんを診ることになりました。ちょうどその頃、大津家庭裁判所より医務室技官の就任依頼がありました。医務室技官というのは、家庭裁判所で扱う事件に対して医学的見地からの助言をする仕事です。
　少年事件もその一つで、発達障害を持つ少年の事件（ほとんどが万引

きなどの窃盗ですが)に多数出会いました。そこで少年たちが再犯をしないためには、どうしたらいいか、と悪戦苦闘していました。いきなり発達障害の応用問題を解くよう言われたようなものです。

その結果、図らずも児童精神科医と呼ばれ、発達障害の専門家の末席を汚すことになってしまいました。

発達障害の中でも取り分け「自閉スペクトラム症」は、本文中のコラムでも述べたように、その病像は多彩です。そのため内科で馴染んだようなEBMでは、なかなか対応出来ないように感じました。

しかし精神科では、「一般から個を論じる方向だけではなく、個から普遍に迫る方向を考える伝統的な方法」がありました。この精神病理学的な方法が、子どもの発達障害を診るためには役に立つのではないかと思っています。

しかし、今の若い精神科医の先生方の中には、精神病理学に興味を持つ人はなかなかいないと聞いています。京都大学名誉教授の木村敏先生に何十年も読書会でご指導頂いた者にとっては寂しい限りです。

2005年4月に「発達障害者支援法」が施行されて10年以上経ちますが、周りの理解が得られずに苦しんでおられる方が多数いらっしゃいます。発達障害の支援者でさえ、発達障害を持つ人の苦悩を理解出来ないでいることも少なくありません。これはもちろん医師や心理士といったいわゆる専門家も含めた話です。

本書が発達障害の理解の一助となれば幸いです。

主要参考文献

■本書執筆のために参考にした本

Katarzyna Chawarska、Ami Klin、Fred R. Volkmar "Autism Spectrum Disorders in Infants and Toddlers" The Guilford Press、2008
Eric Hollander "Autism Spectrum Disorders" Marcel Dekker、2003
Carole Jenny "Child Abuse and Neglect" Elsevier、2011
Roger Kurlan "Handbook of Tourette's Syndrome and Tic and ehavioral Disorders" Marcel Dekker、2005
フランク・W・パトナム『解離――若年期における病理と治療』中井久夫訳、みすず書房、2001
丸山雅夫『少年法講義』成文堂、2012
"DSM-Ⅲ" The American Psychiatric Association、1980
"DSM-5" The American Psychiatric Association、2013
『DSM-5』日本精神神経学会、医学書院、2014

■精神医学の基礎知識

中井久夫『分裂病と人類』東京大学出版会、1982
中井久夫『西欧精神医学背景史』みすず書房、1999
中井久夫『治療文化論』岩波現代文庫、2001
　中井久夫の書くものは、これだけの知識をいつどこで学び得たのかと思うほど、その守備範囲は広い。そして詩人の直感をもって、「病」を綴る。『分裂病と人類』では、病を解き放ち、『西欧精神医学背景史』では、古代ギリシアに始まる精神の病を"向精神薬時代"まで追いかけて、結果、"神"とは誰か？　現代は「"神無き時代"か？」と問う。その過程にアメリカの作家トルーマン・カポーティの小説が出て来たりと、時代も土地も超えて、病を相棒に冒険している。そして『治療文化論』では、中井は自らの原風景に至る。「奈良盆地」という「特殊装置」。そこに現われた天理教の教祖・中山ミキ。中山ミキを生んだその地こそが、中井の原風景であった。精神を患うことの、大袈裟に言えば、"尊さ"のようなものを、ここにあげた3冊を含むすべての中井の本は語っている。
「総特集 木村敏 臨床哲学のゆくえ」『現代思想』青土社、2016：木村敏という人は、中井久夫と同じく病を物語に仕立てた。ただ、この特集によれば、木村は「薬物療法」にも興味を持ち、自ら試したりと治療の実践としての"科学"を持っている人という。「精神医学とは何か」――その基本がわかる一冊。

「特集 精神医学におけるスペクトラムの思想」『精神医学の基盤』3　村井俊哉、村松太郎編、学樹書院、2016：タイトル通り「スペクトラム」を思想と捉え解説される。論者に、編集の村井俊哉、この「Q&Aシリーズ」第1巻の著者・深尾憲二朗がいる。そして十一元三が「自閉スペクトラム症の意義と問題点」を書いている。冨田真幸の「スペクトラムの概念から考える精神科薬物療法」は、「DSMなどの操作的診断」から起こる過剰診断、過剰薬物療法に一考を促す。

村井俊哉『精神医学の実在と虚構』日本評論社、2014：村井俊哉という人の文章は、それこそ「虚構」なのかと思われるほど、物語性を帯びている。この本は、「まるで推理小説」のように筋を運ぶ。それでいて、彼の興味は今は「アンチロマン」にある。即ち鋭く臨床の現場に向かっている。

深尾憲二朗『精神病理学の基本問題』日本評論社、2017：著者は、「精神医学ほど思索の必要な分野はない」と言う。この言葉は若い人に投げかけられている、いやすべての精神科医に放たれた矢である。そして「考えよ！」と言う著者は、「DSM」は素人向けマニュアルと言い放つ。

十一元三『子供と大人のメンタルヘルスがわかる本』講談社、2014：わかりやすく簡潔に書かれた文章の奥に"知"が匂う。二色刷り、Q&A形式と、読みやすい形で言葉は運ばれてゆく。特に第2章「知っておきたい子供と学校の現状」、第5章「子供のころから現れやすい問題」は、発達障害を考える上で重要なヒントを与えてくれる。

崎濱盛三『発達障害からの挑戦状』WAVE出版、2013：この本の事例を、より丁寧に詳しく描き、淡い物語に仕立てたのが本書の「症例」である。この本が基礎となって本書は生まれた。そこにQ&Aが入り、緊張感の中、Answerが語られている。

ヴィクトーア・フォン・ヴァイツゼカー『ゲシュタルトクライス──知覚と運動の人間学』木村敏他訳、みすず書房、1995

ヴィクトーア・フォン・ヴァイツゼカー『病いと人──医学的人間学入門』木村敏訳、新曜社、2000
　ヴァイツゼカーは、木村敏を支配した（？）と言ってもよいほど、一つの理論を除いて、木村に大きな影響を与えたドイツ人の医師。ヴァイツゼカーは、「病む人」を語ることで、「病とは何か」を考え、医者と患者を同時に"病"から解放した。彼は「医者は患者という人間から出て来る動きの総てを自分の身に及ぼさせる」のだ、と言う。

ミシェル・フーコー『狂気の歴史──古典主義時代における』田村俶訳、新潮社、1975

ミシェル・フーコー『ピエール・リヴィエールの犯罪──狂気と理性』岸田秀他訳、河出書房新社、1975

『狂気の歴史』でフーコーは、「狂人を解き放て、中世のように」と、まずは語った。そしてオランダの画家ボッシュの「阿呆船」を口絵に持って来る。「狂人たちは文化である。遊行させよ。精神病院に幽閉してはならない」とフーコーは重ねて言う。『ピエール・リヴィエールの犯罪』は、ある殺人事件の「共同研究の成果」である。子が実の母親と妹弟を殺害した事件で、その殺人の理由は「父を守るため」というものであった。「発達障害」という"情況"を解くヒントがここにある。因みにフーコーは1958年、ヴァイツゼカーの『ゲシュタルトクライス』(1945年刊)をフランス語に翻訳した一人である。

Q作成：十一元三
図・表（原案）、注作成：編集
＊本書の疾患名は、DSM-5を基本とした。

索　引

あ　行

アスペルガー，H.　143
アスペルガー障害　107, 144
アスペルガー症候群　143
一次的併存　22
一次妄想　138
遺伝　114
いらつき　43, 69, 70, 72, 73, 77-80
入れ替わり　130, 132
うつ状態　73, 79, 103, 120, 124, 125, 136, 156, 195
うつ病　79, 187, 193, 195
エビ反り　8, 16

か　行

解離　153, 158
解離状態　127
解離性健忘　154
解離性障害　148, 149, 152, 161
解離性同一症　154, 157
過覚醒　25, 41, 42
学習困難　77, 180
学童保育　68, 71, 76
学校保健安全法　97
カナー，L.　142
過眠症　89
寛解　141
吃音症　51
気分安定薬　13, 15, 22, 24, 25, 56, 77, 78, 91, 92
気分障害　73, 78

教育相談センター　46, 49, 129
共依存　114, 115
共同注意　17
共同注視　17
強迫　136, 173, 174
繰り返し（行動）　16, 35, 36, 64, 161, 199
幻覚　132, 137
幻覚妄想　22, 25, 141
衒奇的運動　199
現実感消失　155
幻聴　106, 124, 137
抗うつ薬　13, 22, 24, 51, 54, 55, 70, 77, 79, 125, 149
攻撃性　26
抗精神病薬　14, 22, 25, 56, 77, 140
行動化　75, 76, 122
広汎性発達障害　22, 120, 144
抗不安薬　13, 22-24, 54, 55, 92
交流学級　12
国際疾病分類　60, 73, 142
子育て総合支援センター　8, 15
こだわり　38, 43, 52, 53, 119, 121, 123, 129, 136, 197, 198, 201
コミュニケーション症　50
コミュニケーション障害　64

さ　行

佐賀バスジャック事件　191, 200
サングラス　8, 19, 108
自我意識障害　140
自殺　97, 103, 111, 118-120, 126, 195
自傷　97, 123, 150

211

視線恐怖　　106
自動症　　153-155
児童心理治療施設　　56
自閉症　　142-145
自閉スペクトラム症　　8, 15, 16, 19, 23, 25,
　　30, 35, 36, 38, 39, 41, 44, 46, 50, 52, 55, 60,
　　62, 64, 68, 73-75, 79, 82, 87, 94, 95, 102,
　　106, 114, 117, 118, 120, 121, 126, 128, 130,
　　133, 136, 139, 141, 145, 152, 160, 161, 167,
　　173, 178, 179, 181, 193, 198, 199
自閉性障害　　→自閉症
ジャネ，P.　　155
就労支援　　61, 111
障害特性　　76, 88
情動の反応　　36
小児期発症流暢症　　50, 51
少年法　　203
心因性うつ病　　193, 194
神経発達症　　15, 16, 19, 20, 22, 24, 60, 72,
　　89, 97
真正妄想　　139
身体因性うつ病　　193
睡眠障害　　89, 125
睡眠薬　　56, 83, 89, 91, 92
スキゾフレニア　　152
スクーリング　　102, 113, 118
スクールカウンセラー　　30, 34, 68
ストレス　　22, 42, 79, 85, 92, 105, 118, 122,
　　160, 176, 179
スペクトラム　　63
精神鑑定　　202
精神障害者保健福祉手帳　　48, 60, 62
精神保健福祉センター　　60
性的虐待　　163
性的虐待順応症候群　　163
責任能力　　185
摂食障害　　194

選択性緘黙　　50, 53
全般性発達障害　　143
躁うつ病　　24

た 行

対人恐怖　　116
多重人格　　132, 138, 157
多重人格のような症状　　140
チック症　　199
注意欠如・多動症　　15, 19, 30, 37-39, 41,
　　44, 78, 156
低覚醒　　24, 25, 41, 42
デイケア　　187
定型発達　　178, 179
てんかん　　24
転導性　　40, 41
同一性　　155, 157
統合失調症　　25, 124, 128, 132, 133, 138,
　　139, 140, 141, 149, 152
特殊学級　　57
特別支援学級　　12, 15, 57, 184
特別支援教育　　57, 184
特別処置　　204

な 行

内因性うつ病　　193, 194
二語文　　9, 17
二次障害　　22, 73, 79, 193
二次妄想　　138

は 行

発達障害　　2, 19, 57, 61, 76, 97, 151, 167,
　　172, 179, 181, 206
発達障害者支援センター　　110, 112, 113

発達障害者支援法　57
抜毛症（癖）　179
場面緘黙　50-53
反復行動　199
被害念慮　124
引きこもり　125
憑依体験・　157
不安症　50, 51, 53
服薬中断　58
附属池田小学校児童殺傷事件　191, 200
普通学級　12, 184
不登校　82, 87, 95, 105, 129, 136, 169
保健室　96, 99
保護処分　204

ま行

ムードスタビライザー　15
メンタルヘルス　96
妄想　124, 132, 138

や行

薬物療法　55, 77
夜尿症　133
養護教諭　96
幼児自閉症　142
予期不安　93

抑うつ　103, 116, 136, 192
抑うつ気分　79, 193, 201, 202

ら・わ行

離人感　155
離人感・現実感消失症　154
離人症（状）　149, 152, 154
リストカット　85, 172, 176
忘れ物　32, 33, 44

欧文

AD／HD　→注意欠如・多動症
ASD　→自閉スペクトラム症
DD　→解離性障害
DSM　142
DSM-III　22, 120, 142
DSM-IV　144
DSM-5　22, 50, 53, 63, 120, 139, 145, 154, 155, 157
ICD　→国際疾病分類
PDD.NOS　144
SNS　129, 137
SSRI　54
SZ　→スキゾフレニア
WAIS　173, 179
WISC　173, 179

《監修者紹介》

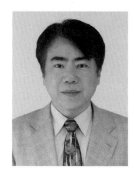

十一元三（といち　もとみ）

京都大学大学院医学研究科教授（臨床認知神経科学分野）

1957年、三重県生まれ。
1976年、兵庫県立神戸高等学校卒業。
1989年、京都大学医学部卒業。
1994年、同大学院脳統御医科学系終了。
1999年、滋賀大学助教授。
2000年、米国ケースウエスタンリザーブ大学児童青年精神医学部門主任研究員。
2004年、京都大学医学部保健学科教授。
2007年より現職。

文部省中央教育審議会（脳科学委員会）専門委員、同省科学技術・学術審議会専門委員、学校保健に関する各種会議座長、厚生労働省健康日本21（第2次）プラン策定専門委員などを歴任。特定非営利活動法人「発達障害研究推進機構」理事長。専門は児童精神医学、認知神経科学、児童司法精神医学。医学博士。『発達障害』に関する論文多数。

編著書に『こころのりんしょう a la carte 第25巻02号（特集「アスペルガー障害」)』星和書店、監修訳書に『児童青年期の双極性障害 臨床ハンドブック』東京書籍、共監訳書に『児童青年精神医学大事典』西村書店、単著に『子供と大人のメンタルヘルスがわかる本』講談社、2014年などがある。

・・・・・・・・・・・・・・・・・・・・・・・・・・・・・・・・・・・・

柳田國男『山の人生』は愛読書のひとつ。趣味は「仕事かな……」

《著者紹介》

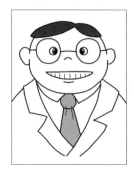

崎濱盛三（さきはま　もりみつ）

洛和会音羽病院神経精神科勤務

1994年、京都大学医学部卒業。
1994年4月　京都大学医学部附属病院精神科入局。
1995年4月　京都大学医学部老年科入局。
1995年9月　舞鶴市民病院内科勤務。
2006年、洛和会音羽病院神経精神科勤務。
1999年〜2007年、大津家庭裁判所医務室技官を非常勤で勤務。
2017年まで、洛和会音羽病院神経精神科副部長。
2018年、退職後も音羽病院にて、日々臨床を行いながら児童福祉施設、老人ホームなどへ出向き、診療を行う。また鑑定医として被告人の精神鑑定を務める。

著書に『発達障害からの挑戦状』WAVE出版、2013年がある。

・・・・・・・・・・・・・・・・・・・・・・・・・・・・・・・・・・・・

　あとは児童心理施設（以前の情緒障害児短期治療施設）さざなみ学園の嘱託医師を10年以上やっています。また滋賀県子ども家庭相談センター（いわゆる児相です）児童担当嘱託医師をやっています。
　同志社女子中学校・高等学校発達相談医療顧問、延暦寺学園比叡山中学・高等学校教育相談スーパーバイザーなるものもやっています。
　趣味は特にありません。

＊プロフィール写真に「となりのトトロ」風の似顔絵を入れさせて頂いたのは、崎濱先生が患者さんから「トトロに似ている」と言われたので。一説に「ムーミンパパ」とも。

思春期のこころと身体Q&A ⑤
発達障害
──精神科医が語る病とともに生きる法──

2019年1月15日初版第1刷発行　　　　　　　　〈検印省略〉

価格はカバーに
表示しています

監　修　　十 一　元　三
著　者　　崎　濱　盛　三
発行者　　杉　田　啓　三
印刷者　　坂　本　喜　杏

発行所　株式会社　ミネルヴァ書房
607-8494　京都市山科区日ノ岡堤谷町1
電話代表　(075)581-5191
振替口座　01020-0-8076

© 十一元三・崎濱盛三, 2019　冨山房インターナショナル・清水製本

ISBN 978-4-623-08257-5
Printed in Japan

子どもから大人へ、その成長を援ける

＜思春期のこころと身体Q&A＞
全5巻

① 思春期
深尾憲二朗 著

② いじめ
村瀬　学 著

③ 摂食障害
深井善光 著

④ 心身症
高尾龍雄 編著

⑤ 発達障害
十一元三 監修　　崎濱盛三 著

ミネルヴァ書房
http://www.minervashobo.co.jp/